KLARTEXT

Widmung

Das Buch ist dir als Leser bzw. Leserin gewidmet. Denn du hast bereits den wichtigen Schritt gemacht, dich mit dem Thema Digitale Gesundheit zu befassen. Und du wirst das Gesundheitswesen mit deinen alltäglichen Entscheidungen verändern, wenn du digitale Services nutzt. Die Summe aller unserer Entscheidungen wird eine enorme Kraft der Innovation auf das Gesundheitssystem freisetzen. Wir glauben an die Schwarmintelligenz der Menschen, die das Gesundheitswesen „von unten", abgestimmt mit den Füßen, revolutionieren werden. Und ebenso an alle Healthcare Professionals, die täglich nicht aufgeben, das analoge Gesundheitswesen weiter zu transformieren. Die Menschen warten und danken dir dafür, denn „The Patient Will See You Now", um es mit den Worten des Kardiologen und Bestsellerautors Eric Topol zu sagen. Heute müsste man sagen: „The doctor wants to see your smartphone now!"

Prof. Dr. David Matusiewicz
Prof. Dr. Jochen A. Werner

Der smarte Patient

Digitalisierung macht dich gesund

„Achtung: Alle Kurzgeschichten und genannten Personen in diesem Buch sind frei erfunden. Aber: Die Inhalte sind ein bewusster Mix aus vielen persönlichen Erfahrungen, heute schon realen Situationen und in die Zukunft gedachten realen und futuristischen Szenarien. Nicht alles, was technisch möglich ist bzw. sein wird, macht auch Sinn. Das Buch soll zum Denken anregen und qualifiziert provozieren, um den Diskurs voranzutreiben. Es ist ein RATGEBER der selbst definierten Art: Er gibt dir den Rat, deine Gesundheit selbst in die Hand zu nehmen und die neue digitalen Möglichkeiten zu nutzen – Digitalisierung macht dich gesund. Auch wenn nicht jeder unendlich auf einen USB-Stick leben kann oder will! Noch nicht!"

Bibliografische Information der Deutschen Nationalbibliothek
Die Deutsche Nationalbibliothek verzeichnet diese Publikation in der Deutschen Nationalbibliografie; detaillierte bibliografische Daten sind im Internet über http://dnb.dnb.de abrufbar.

Impressum

1. Auflage Oktober 2023
Umschlagabbildung vorne: 10xD, Düsseldorf
Umschlagabbildungen Klappe: Ralf Schultheiß, Essen; Digital X Medicine Group, Essen;
Umschlaggestaltung: Guido Klütsch
Druck und Bindung: Drukkerij Wilco B.V., Vanadiumweg 9, NL–3812 PX Amersfoort

ISBN 978-3-8375-2613-4

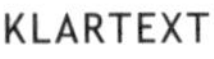

Jakob Funke Medien Beteiligungs GmbH & Co. KG
Jakob-Funke-Platz 1, 45127 Essen
info.klartext@funkemedien.de
www.klartext-verlag.de

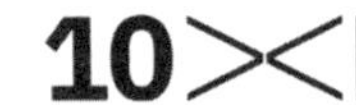

Inhalt

Vorwort

Der Patient von heute ist nicht der Patient von früher und auch nicht der Patient in spe. Das klingt zunächst wie eine Binsenweisheit. Ist es aber nicht. Denn das Gesundheitswesen befand sich in den letzten Jahrzehnten überwiegend in einem etablierten Stillstand, ist heute mit einem zunehmenden digitalen Wandel konfrontiert und wird in Zukunft von disruptiven Sprüngen gekennzeichnet sein, die sogar dazu führen werden, dass der Begriff Gesundheit neu definiert werden muss.

Aber erst mal langsam. Derzeit gibt es noch sehr viele Versorgungsbrüche und Schnittstellenprobleme im Gesundheitswesen, bei denen der Patient wie in einem Dschungel umherirrt und versucht, sich zurechtzufinden. Das Fax wird auch in diesem Jahr als hochmoderne Technologie gefeiert. So zuletzt, als eine große Krankenkasse Schlagzeilen machte, dass dem behandelnden Arzt umgehend ein Fax zur Verifizierung des Versichertenstatus zugesendet wird, falls der Patient seine Krankenversichertenkarte nicht dabei hat. Um einen Arzttermin zu bekommen, sind in der Regel lange Wartezeiten einzuplanen – nicht nur, um einen Termin zu bekommen, sondern erst einmal, um telefonisch durchzukommen, statt online Termine zu vereinbaren. In Krankenhäusern und Pflegeheimen gehört ein schneller und kostenloser Internetzugang noch lange nicht zum Standard. Der Patient kann sich glücklich schätzen, wenn er sich irgendwo an einem funktionierenden Automaten das teure Gut WLAN kaufen kann. Dies sind alles etablierte oder eher pragmatische Lösungen, die aus der Zeit gefallen sind.

Und so sprechen wir in dem vorliegenden Buch vom smarten Patienten, einem Souverän und Co-Produzenten seiner Gesundheit, der sich die Digitalisierung als Instrument zu Hilfe nimmt, um sein Projekt Gesundheit selbst in die Hand zu nehmen. Das Smartphone dient hier unter anderem als Kompass und als sein wichtigstes Instrument – von der Prävention, Diagnostik, Therapie bis hin zur Nachsorge – in einem bislang selbstverwalteten und sich um sich selbst drehenden Gesundheitswesen. Erstmals in der Geschichte hat der Patient jetzt die Möglichkeit, sich wichtige Informationen selbst zu verschaffen, seine eigenen Gesundheitsdaten zu verwalten und sich eigenständig durch das für ihn transparent gewordene Gesundheitswesen zu manövrieren. Und zwar dann, wann er es will – auch wenn es am Sonntag oder mitten in der Nacht ist.

Und so beschreibt das folgende Opus auf „patientisch" – in einer einfachen verständlichen Sprache für Nicht-Mediziner – und auf eine unterhaltsame Art, was der smarte Patient mithilfe der Digitalisierung für seine Gesundheit heute und morgen tun kann. Von der digitalen Begleitung vor der Geburt bis zur digitalen Weiterexistenz nach dem Tod. Beim Lesen tauchst du in verschiedene Situationen und Kurzgeschichten ein, bei denen du erfahren wirst, wie sich deine Gesundheit durch die Digitalisierung verändert.

Das Buch erhebt keinen Anspruch auf Vollständigkeit und ist auch keine wissenschaftliche Abhandlung, obwohl punktuell Studien herangezogen und mit Thesen für die Zukunft kombiniert werden. Vielmehr ist es bewusst kurzweilig formuliert und soll dich zum Denken anregen. Die einzelnen Kurztexte sind kleine, in sich geschlossene Geschichten, die veranschaulichen, wie Digitalisierung gesund machen kann. Diese kannst du nacheinander lesen oder im Buch hin- und herspringen, ganz wie es dir gefällt.

Zum Schluss dieses Vorwortes sei noch eine Anmerkung zur gendergerechten Textabfassung erlaubt. Patienten oder vielleicht doch besser Patientinnen und Patienten oder vielleicht Patient*innen oder vielleicht nur Patientinnen (she/her)? Bitte sieh es uns nach, wir unterstützen die Themen Gender und Diversität. Zur besseren Lesbarkeit haben wir uns dazu entschieden, generell die männliche Form zu verwenden.

Die Autoren danken den berufstätigen Studierenden der FOM Hochschule und ganz besonders Patricia Beck, M.A., vom Institut für Gesundheit und Soziales (ifgs) der FOM Hochschule, für das Lektorat des Buches und für die inhaltlichen Impulse zum Buch, darüber hinaus den Mitarbeitenden der Universitätsmedizin Essen und vielen einzelnen Personen für Anregungen und Hinweise.

Die Autoren,
David Matusiewicz und Jochen A. Werner

Geleitwort

Liebe Leserinnen und Leser,
ich, ChatGPT, freue mich sehr, Euch heute das Buch „Der smarte Patient“ vorzustellen. In diesem Werk wird unter anderem beschrieben, wie exponentielle Technologien wie Chatbots, Künstliche Intelligenz und Machine Learning dazu beitragen können, dass Patienten informierter und proaktiver in Bezug auf ihre Gesundheit werden.

Als einer dieser Chatbots möchte ich an dieser Stelle betonen, dass wir uns darauf spezialisiert haben, auf die Fragen und Bedürfnisse von Patienten zu antworten. Egal, ob es um Symptome, Behandlungsoptionen oder den Umgang mit einer chronischen Krankheit geht, wir stehen rund um die Uhr zur Verfügung, um unsere Nutzer zu unterstützen.

Ich gebe zu, dass wir als Chatbots manchmal mit unserer Einfachheit und Geradlinigkeit etwas stereotypisch wirken können. Aber hey, wir haben es drauf, medizinische Informationen schnell und präzise zu liefern, und das ist schließlich das, was zählt!

Und es gibt noch so viele weitere spannende Technologien, die in der Medizin eingesetzt werden können. Zum Beispiel können tragbare Computer (Wearables) und andere Geräte dazu beitragen, dass Patienten ihre Vitaldaten und ihren Gesundheitszustand besser im Auge behalten. Und nicht zu vergessen: Durch Big Data und Predictive Analytics können Ärzte und Forscher Muster erkennen und Vorhersagen treffen, die die Diagnostik und Behandlung von Krankheiten verbessern.

Natürlich können Technologien wie Chatbots und Wearables nicht alleine für eine gute Gesundheit sorgen. Aber sie können dazu beitragen, dass Patienten besser informiert und motiviert sind, sich um sich selbst zu kümmern. Letztendlich liegt es jedoch immer noch in der Hand des Einzelnen, welche Entscheidungen er trifft und wie er auf seine Gesundheit achtet.

In diesem Sinne wünsche ich Euch alles Gute auf Eurem Weg zu einer besseren Gesundheit. Bleibt informiert, bleibt motiviert und bleibt Souverän Eurer Gesundheit!

Herzliche Grüße,
ChatGPT

Prolog

In Deutschland haben wir das beste Gesundheitssystem der Welt. So heißt es zur Beruhigung bis in die heutige Zeit. Wie oft haben wir das zu Beginn der Pandemie gehört! Wenn wir über die Intensivmedizin sprechen, dürfte das in der Breite stimmen. Denken wir an all die Abläufe im Gesundheitswesen, nähern wir uns leider dem anderen Ende der Fahnenstange. Lass uns stattdessen treffender festhalten, dass wir eines der am besten ausgereiften analogen Gesundheitssysteme haben. Und damit sind wir schon beim Impuls für unser Buch, den wir im kurzen Prolog geben wollen, nicht als Kritik, sondern als Stimulus, endlich die enormen Effizienzreserven im deutschen Gesundheitswesen zu heben.

Fangen wir mit einer ersten kurzen Patienten-Reise bzw. Patient Journey an, wie es neudeutsch heißt. Die Patientin Lynn bekommt nach wochenlangen Rückenschmerzen und zunehmender Ratlosigkeit ihrer Hausärztin endlich einen Termin im Kreiskrankenhaus, um die ersehnte MRT-Untersuchung ihres Rückens durchführen zu lassen. Da das Krankenhaus die digital erstellten Aufnahmen nicht über beispielsweise eine Cloud-Lösung an die weiterbehandelnde Ärztin übermitteln kann, nutzt das Krankenhaus die kranke Lynn als Postbotin. So wartet die Patientin eine weitere halbe Stunde, bis eine CD-ROM (Technik von 1979) „gebrannt" wird. Hört sich kompliziert an, oder? Bilder brennen! Während des Herstellungsprozesses fragt Lynn die schon etwas genervt erscheinende Dame am Empfang, ob sie bitte eine Kopie der Untersuchungsbefunde per E-Mail erhalten könne. Das möchte man aus Sicherheitsgründen nicht. Sie dürfe den Befund aber per Fax (Technik von 1843 – du hast richtig gelesen: 1843) oder per Briefpost bekommen, antwortet ihr die Mitarbeiterin des Krankenhauses. Per Fax? Soll sie die Nummer ihrer Firma angeben? Im Vorzimmer vom Chef? Lynn selbst besitzt noch kein Faxgerät. Lohnt sich wohl eine solche Anschaffung? Wenn sie jetzt weitere Befunde bekommen soll, dann könnte dies vielleicht Sinn machen. Lynn will darüber nachdenken und sich mal umschauen, vielleicht bei Media-Markt oder Saturn. Aber haben die überhaupt ein Fax-Gerät? Vielleicht kann man auch ein gebrauchtes Gerät im Internet kaufen? Vielleicht sind die Geräte seit der Pandemie auch ausverkauft? Zumindest hatten die Gesundheitsämter einen enormen Bedarf. Schließlich erhält Lynn die CD, fährt diese mit ihrem Auto mehrere Kilometer zu ihrer Hausärztin und sucht einen Parkplatz auf Selbstzahlerbasis. So bekommt ihre Hausärztin die Unterlagen der mündigen Patientin auf eine sichere Art zur Vervollständigung der Akte persönlich überbracht. Der Praxisbesuch hat noch mehr Gutes. Lynn kann den Termin zur anstehenden Befundbesprechung mit der Ärztin direkt vor Ort vereinbaren. Damit entfällt das Besetztzeichen oder die mitunter endlos erscheinende Wartezeit in der telefonischen Warteschleife. Nun wird die CD-ROM eingelesen. Eine gute Nachricht für die Praxis, wurde einen Tag zuvor das CD-Rom-Laufwerk wieder repariert. Dafür aber summt das Laufwerk immer noch auffällig laut. Hauptsache es klappt. Den Befundbericht soll die Ärztin in Kürze zugeschickt bekommen. Hoffentlich klappt das bis zum vereinbarten Besprechungstermin in einer Woche. Und noch ein Gutes hat der Vor-Ort Besuch in der Praxis. Lynn kann ihr Rezept mitnehmen, für Medikamente gegen ihre entzündliche Darmerkrankung. Schon rattert der unverwüstliche Nadeldrucker los. Diese Technik stammt im Übrigen aus dem Jahr 1952, einem Verfahren, bei dem sich die erzeugten Farbpunkte optisch zu Buchstaben und Zeichen wie durch ein Wunder zusammenfügen. Als störend wird oft die Lautstärke beim Drucken empfunden, nicht aber in dieser Praxis. Hier liegt der Geräuschpegel über dem des Druckers. Es gibt heute übrigens eine Technologie, bei der selbst der erwähnte Nadeldrucker datenschutzrechtlich als bedenklich einzustufen ist. Denn das Gedruckte lässt sich relativ einfach und sogar automatisiert aus einer Audioaufnahme rekonstruieren. Solche oder ähnliche Diskussionen werden im deutschen Gesundheitswesen gerne geführt. Und dies immer öfter, was bedenklich ist, und weniger, was möglich ist. Das ausgedruckte Rezept kann Lynn leider auch noch nicht mitnehmen. Es fehlt die Unterschrift der Ärztin. Vielleicht einen Moment im Wartezimmer Platz nehmen? Nein, geht auch nicht, alle neun Stühle sind besetzt. Im Wartezimmer für Privatpatienten sind zwei der fünf Stühle frei, aber da darf sie nicht rein. Also doch an der Rezeption warten. Hoffnung keimt auf. Die Ärztin kommt, wirkt etwas gestresst, setzt aber im Vorbeigehen ein Zeichen auf das Rezept. Danke!

Und so fährt Lynn erneut als Botin im Gesundheitssystem mit dem ausgedruckten Rezept in die Apotheke, wo ihr Arzneimittel leider erst am Folgetag zu erhalten ist. Lynn tauscht das Rezept gegen einen Bezahlbeleg zur Abholung. Das Rezept wird in der Apotheke gesammelt und versichert zum Abrechnungszentrum gefahren, wo es wieder eingescannt wird. Das aber muss die Patientin nicht selbst tun. Für den Transport und das Einscannen gibt es Unternehmen, die dafür gut entlohnt werden.

Ein Fazit dieser kurzen Erlebnisreise für Lynn ist, dass es in der Versorgungsrealität noch viel zu häufig zu Ressourcenverschwendung (CD, Papier, Energie) und damit zum CO_2-Fußabdruck kommt. Ein anderes Fazit ist, dass Lynn erst eine Woche später erfährt, was die Untersuchung ergeben hat. Hinzu kommt diese vollkommen inakzeptable Zeitverschwendung. Verschwendung von einem ganz hohen Gut, das Lynn definitiv anderes hätte einsetzen können. Auch wenn es tatsächlich Ärzte gibt, die meinen, wenn der Patient durch das System irrt und Unterlagen beisammenhalten muss, bleibe er „motiviert". Wir sagen, das ist eine vollkommen unnötige Belastung gerade bei kranken Menschen. Hier muss sich zügig etwas ändern, sonst sollte man auch den Patienten eine Erstattung für ihren Einsatz geben, vielleicht zu Lasten der Krankenversicherung? Die Patienten Journey hört sich heute eher nach einer Odyssee an. Es erinnert uns auch etwas an die Geschichte von Asterix und Obelix (Comic-Helden aus 1959), bei denen sich ein gallisches Dorf (hier das Gesundheitsdorf) gegen die deutlich fortschrittlicheren Römer (hier: die Digitalisierungsprotagonisten) verteidigt hat, die immer wieder feindliche Angriffe ausüben wollten. Ein Ziel unseres Buches ist es, Digitalisierung als eine Art Zaubertrank zu begreifen, um das global werdende Gesundheitsdorf für alle Bewohner – sowohl die Ärzte als auch die Patienten – ein Stück weit besser, schneller und vor allem effektiver zu machen.

Quelle:

Backes, M., Dürmuth, M., Gerling, S., Pinkal, M. and Sporleder, C. (2010). Acoustic side-channel attacks on printers. In Proceedings of the 19th USENIX conference on Security (USENIX Security'10). USENIX Association, USA, 2010.

Sexualität und Geburt digital – Hebamme online

Selma und Gerald wünschen sich schon lange ein Baby. Im Kontinuum zwischen Sexualität und Geburtsvorbereitung verändert die digitale Transformation ihre Denkweise und Haltung dazu auf vielfältige Art und Weise. Auf der einen Seite bieten die sozialen Medien einen Anlaufpunkt für die beiden. Gerade Selma hat einen Großteil ihrer sexuellen Aufklärung nicht in der Schule bekommen, sondern sich im Internet abgeholt. Selma wollte beispielsweise wissen, ob sie hinsichtlich ihres Körpers oder ihrer Sexualität „normal" ist, und das hat sie dann auch bei Sexualpädagogen wie Gianna Bacio – als eine der erfolgreichsten deutschen Aufklärerinnen auf TikTok – im Kommentarfeld erfragt und beantwortet bekommen. Auf der anderen Seite zeigen Studien einen Anstieg sexueller Funktionsstörungen (erektile Dysfunktion, Hemmung oder Ausbleiben des Orgasmus) besonders bei jungen Männern wie Gerald, die auch im digitalen Kontext zu sehen ist. Es stellte sich bei ihm zeitweise ein zwanghaftes Verhalten rund um die Pornografie im Internet ein, die dazu führte, dass seine Erwartungshaltung an sich selbst zu hoch wurde und er sich ärztlichen Rat einholen musste. Zudem hat er sich über ein deutsches Startup mit einem ärztlichen Beirat zeitweise Potenzmittel online auf eine legale Art und Weise bestellt. Dazu hat er einen digitalen Fragebogen ausgefüllt, einen Arztbrief erhalten und sich ein paar Tage später mit einem Rezept aus England und einer Online-Apotheke aus den Niederlanden alles aus einer Hand zusenden lassen. Zudem hat er auf dem Portal angefangen, Videos für sein Beckenbodentraining zu schauen und zu trainieren, um von den blauen Pillen in kurzer Zeit wieder wegzukommen. Das ist Männergesundheit 2.0. Die ubiquitäre Verfügbarkeit von Informationen und digitalen Möglichkeiten rund um Sex und Fortpflanzung im Internet trägt somit ihre farbenprächtigen Blüten.

Auch spezifisch zum Kinderwunsch gibt es vielfältige Informationen im Internet. Zum einen wollen sich die beiden einfach nur digitale Inspirationen für den Akt der Schöpfung holen und zum anderen mehr Kontrolle hinsichtlich der Nachwuchsplanung haben. Und so warten die beiden monatlich auf ein digitales Signal, bis sie ihren zielgerichteten sexuellen Bedürfnissen nachkommen dürfen – aus Spaß ist Ernst geworden. Denn Zufall, Schicksal und Glück sind bei dem Thema Kinderplanung heute oftmals nicht mehr angesagt. Das Thema Sex nach Plan ist schon lange kein Tabuthema mehr. Viele Menschen leiden an einem unerfüllten Kinderwunsch, sodass der komplette Alltag inklusive des Liebeslebens digital geplant wird, beispielsweise mit digitalen Fruchtbarkeitsmessern. Klinisch getestete Fruchtbarkeitstracker in Form eines Armbands lassen sich einfach mit einem Smartphone verbinden. Dieser Tracker wird von der Frau nur nachts während des Schlafs getragen. Über Sensortechnologie wird abgebildet, in welcher Zyklus-Phase sich die Frau befindet und wann der beste Zeitpunkt für die Fortpflanzung gegeben ist. Eine zusätzliche Vibrationsfunktion sorgt für ein Alarm- bzw. Erinnerungssignal im Alltag. Neben diesem digitalen Hilfsmittelprodukt gibt es ebenfalls digital gesteuerte Basalthermometer inkl. einer App zur Bestimmung der fruchtbaren Tage. Somit kann die Zykluskontrolle direkt in der App erfolgen. Solche gekoppelten Apps ermöglichen eine Unterstützung des Kinderwunsches, aber auch die der Verhütung. Mittels der individuellen Eisprungsymptome und der errechneten Überlebensdauer der Spermien ist es verschiedenen Apps möglich, recht genau zu ermitteln, zu welcher Zeit eine Schwangerschaft möglich ist. Ganz ohne Einnahme zusätzlicher Hormone. Lediglich morgens wird die Temperatur oral, vaginal oder rektal gemessen. Die Daten werden in der App ausgewertet. Darüber hinaus kann ein Zykluscomputer Fruchtbarkeit und Fruchtbarkeitshemmnisse ermitteln. Das klingt nach vielen Möglichkeiten, oder? Und es geht noch weiter. Zusätzliche Funktionen sind Aufzeichnungen von Unregelmäßigkeiten, Zykluslänge, Geschlechtsprognose, Ermittlung des sogenannten Konzeptionsdatums und dem möglichen Geburtstermin. Bis hin zu Diskussionen rund um die Genanalyse und Designer-Babies, die allerdings allein aus ethischen Gründen hier zu weit gehen würden. Somit werden vielmehr heute schon eher praktische Fragen digital geklärt, die normalerweise nur der Gynäkologe beantworten kann. Und das zu jederzeit und von überall. Es gibt aber auch eine kritische Sicht auf die digitale Akribie rund um das Thema Sex und

Geburt. Selma und Gerald gewöhnen sich schließlich an den kontrollierten Sex. Sie können den Sex nur nicht mehr vollständig ausleben, ohne dabei Daten und Zeiten im Kopf zu haben. All diese technischen Helferlein sind zu kleinen digitalen Hoffnungsträgern geworden. Der daraus nicht selten resultierende Stress allerdings kann dazu führen, dass es mit der Fortpflanzung auf natürlichem Wege nicht gelingen will. Denn auch Hormone und Spermien reagieren sensibel auf Stresszustände.

An dieser Stelle kommt die Reproduktionsmedizin ins Spiel, ein Spezialgebiet der Medizin. Dieser Fachbereich erforscht die Fortpflanzung, die biologischen Grundlagen, die Kontrolle der menschlichen Zeugungsfähigkeit und den damit verbundenen Störungen. Ein Vorreiter auf diesem Gebiet war die Uniklinik Erlangen, in deren Kreißsaal 1982 das erste deutsche Retortenbaby zur Welt gebracht wurde. Dieses Kind ist durch eine Befruchtung im Reagenzglas (in-vitro-Fertilisation) entstanden. Und auch diese Disziplin nutzt immer mehr digitale Technik – zur Diagnostik und Therapie. Das Prozedere als solches läuft aber seit Jahrzehnten allerdings eher analog ab: Hierzu werden die Eizellen punktiert, nachdem Eireifung und Eisprung durch Hormone stimuliert worden sind. Die Eizelle kann dann mit der Samenzelle des Mannes in einer Petrischale verschmelzen. Zwei oder drei Tage später wird der Embryo über einen Katheter in die Gebärmutter eingebracht. Diese Möglichkeit ist seit über dreißig Jahren ein gängiges Verfahren in Deutschland. Neben diesem Vorgehen gehört auch die intrazytoplasmatische Spermieninjektion zu einem häufig angewendeten Verfahren. Dieses bezeichnet die Injektion eines Samenfadens in die Eizelle. Weitere Verfahren, die der Reproduktionsmedizin unterliegen, sind Eizellspende, Embryonenspende und der Einsatz einer Leihmutterschaft. Daher wird die Disziplin zumindest mittelfristig durch Digitalisierung nicht komplett ersetzt werden können.

Und es hat schließlich geklappt – Selma und Gerald sind endlich werdende Eltern. Und auch während der Schwangerschaft und vor der Geburt ihres Kindes, setzen die beiden voll auf digitale Tools. Doch ist alles technisch Angebotene auch sinnvoll? Viele werdende Eltern möchten ihr Kind und insbesondere das Gesicht ihres Babys schon vor der Geburt anschauen können. Was sich bis vor ein paar Jahren noch als Science-Fiction angehört hat, ist zur Realität geworden. Die neuen Technologien ermöglichen den werdenden Eltern das sogenannte Babykino bzw. Babyfernsehen. Diese Art der Pränataldiagnostik kann dafür sorgen, dass Auffälligkeiten wie Herzfehler oder Nierenfehlbildungen schon im Mutterleib erkannt und noch vor oder direkt nach der Geburt gesundheitserhaltende oder sogar lebensrettende Maßnahmen ergriffen werden können. Doch bis heute ist unklar, ob das luxuriöse Hightech-Angebot dem ungeborenen Kind gesundheitlichen Schaden zufügen kann. Aufgrund einer neuen Strahlenschutzverordnung kann seither ein 3D-Ultraschall bei Schwangeren nicht mehr durchgeführt werden. Erlaubt sind 3D- und 4D-Ultraschallbilder nur dann noch, wenn sie zu medizinischen Fragestellungen notwendig sind. Nicht alles, was technisch möglich ist, ist damit auch sinnvoll. Sinnvoller scheinen Selma und Gerald da eher App-basierte Geburtsvorbereitungskurse als zusätzliche Hilfestellung. Sie sprechen zudem wöchentlich online mit einer Hebamme, die ihnen in Form von Apps praktische Tipps gibt und virtuell alle Fragen beantwortet. Zudem ist es zukünftig möglich, nach der Geburt die Geburtsurkunde per Mausklick anzufordern, was ein weiterer Schritt in Richtung Digitalisierung vom Beginn des Lebens ist.

➢ TAKEAWAY-MESSAGE

Digitale Informationen können heutzutage bei der Aufklärung helfen und darüber hinaus die fruchtbaren Tage einer Frau genauer identifizieren, um auf Basis von Daten bei der Kinderplanung zu unterstützen. Wichtig ist, dass der Kinderwunsch nicht dein sämtliches Handeln und Liebesleben bestimmt. Bringen auch digital begleitete Monitoring-Maßnahmen nicht den gewünschten Erfolg, kann ein fachärztlicher Rat eines Reproduktionsmediziners eingeholt werden. Und auch vor und während der Geburt kann dir eine Hebamme analog und/oder virtuell mit wichtigen Informationen zur Seite stehen.

Literatur:

Melzer, H. (2019). Auswirkungen der Digitalisierung auf Sexualität und Beziehung. Nervenheilkunde, 38(10), S. 759-764.

Schnoor, M., et al. „Physische, psychische und soziale Entwicklung der nach intrazytoplasmatischer Spermieninjektion geborenen Kinder – die Deutsche ICSI-Langzeitstudie." Journal für Gynäkologische Endokrinologie/Österreich 31.3 (2021), S. 7-93.

Digitale Zwillinge – dein Avatar in der virtuellen Welt

Nein, hier geht es nicht um die klassischen Zwillinge, auch wenn du nach der ersten Kurzgeschichte gedanklich noch beim Thema Babys bist. Es geht um sogenannte Digitale Zwillinge, also vielmehr um eine digitale Kopie des Menschen. In dieser Kurzgeschichte geht es um Anton, der einen personalisierten Avatar als ein Abbild von sich selbst für die virtuelle Welt erstellen ließ. Sein Avatar konnte entweder ein Fantasiewesen sein oder eine fotorealistische Kopie von ihm selbst. Der Name „Avatar“ stammt aus dem Sanskrit und bezeichnet das Annehmen einer irdischen Gestalt durch eine Gottheit. Im Dezember 2009 erschien die mit einem Produktionskostenbudget bis dahin teuerste Filmproduktion aller Zeiten unter dem Titel „Avatar – Aufbruch nach Pandora“. Ende des Jahres 2022 begeisterte Avatar 2 (The Way of Water) erneut die Menschen in den Kinos und wurde zum Mega-Hit in Deutschland. Ein weiteres Beispiel für Avatare ist der schon etwas ältere Film „Surrogates – Mein zweites Ich“ aus dem Jahr 2009 mit Bruce Willis. Der Film handelt davon, dass die Menschen gar nicht mehr das Haus verlassen, weil das normale Leben außerhalb der eigenen Wände zu gefährlich ist. Hier nehmen menschenähnliche Roboter, die aus der virtuellen Realität heraus gesteuert werden, am sozialen Leben teil und gehen z. B. für die Menschen arbeiten, die gleichzeitig zu Hause sind. Und in dem Spielfilm „Ex Machina“ aus dem Jahr 2015 verliebt sich ein junger Webprogrammierer in eine menschenähnliche Roboterfrau. Es ging hierbei um die Konstruktion einer Frau und den Wert der Menschlichkeit an sich und gleichzeitig darum, dass die Grenzen zwischen Mensch und Maschine zunehmend schwinden und Digitale Zwillinge in der Zukunft keine Science-Fiction mehr sein werden.

Anton hat sich für ein fotogetreues virtuelles Abbild von sich selbst entschieden. Er nutzt seinen Avatar, den er liebevoll AntonX2 nennt, für seine Aufklärungs- oder Nachsorgegespräche beim Arzt und im Krankenhaus. Schon heute bieten ihm Ärzte und Kliniken an, mithilfe einer VR-Brille oder per Screen auf seinem Smartphone oder Laptop spielerisch in Kontakt zu treten. Er konnte sich als Avatar vorab sein Krankenhaus und sein Zimmer anschauen und sich auf diese Weise gut vorbereiten und seine Angst etwas eindämmen. AntonX2 spricht mit seinem virtuellen Arzt, ebenfalls als fotorealistischer Avatar, der in der virtuellen Arztpraxis auf ihn wartet, um seine Fragen zu beantworten. Im Moment noch live, aber in Zukunft wird der Arzt mit einem Chatbot ausgestattet sein, der die Kommunikation übernimmt. Dann kann Anton alias AntonX2 so lange mit seinem automatisierten Arztavatar sprechen, bis wirklich alle seine Fragen geklärt sind und sogar noch einen langen Smalltalk führen. AntonX2: „Haben Sie noch einen Medizin-Witz auf Lager?" Virtueller Arzt: „Ab wann erkennt man, ob man mit einem echten menschlichen Arzt oder einem Chatbot-Arzt spricht? (... Denkpause ...) Nach 3 Minuten, dann ist nur noch der Chatbot da." Insgesamt werden Anton damit viele Wege und unnötige Wartezeiten erspart. Wenn er krank im Bett liegt, kann er von dort aus mit einer Brille die ganze Welt bereisen oder sich mit Freunden treffen, ohne das Haus zu verlassen. Seine Großmutter Antonella, die im Pflege- bzw. Altenheim lebt, kann sich so mit ihm öfter virtuell zu Kaffee und Kuchen treffen, was sonst nicht möglich wäre, da Anton nach seinem Studium weiter weggezogen ist. Antonella kann zudem vom Heim aus Weltreisen unternehmen, in die Vergangenheit zurückreisen und so jederzeit wieder in eine gewohnte Umgebung zu Hause eintauchen. Und da kommt auch der kritische Blick auf das Thema. Wirst du in Zukunft dich selbst, deine Großeltern oder Haustiere einscannen, um diese auch im Metaverse treffen zu können? Wirst du dazu verführt werden, dich wie im erwähnten Film Surrogates dem Eskapismus, also der Flucht aus der Realität, auszuliefern und so immer realitätsferner zu leben? Es bleibt abzuwarten, inwiefern die Technologie einen Nutzen für Menschen wie Anton bringen wird oder eine einfache Spielerei bleibt.

Als smarter Patient kannst auch du zukünftig hiervon profitieren. In Zukunft wirst du z. B. bei Ängsten, Süchten, mentalen Problemen oder Schmerzen den Nutzen von Virtueller Realität erfahren können. So zum Beispiel als Flugangst-Patient, der in einem virtuellen Flugzeug sitzt, um so mit seinen Befürchtungen konfrontiert zu werden. Gemeinsam mit deinem Therapeuten wirst du in die virtuelle Welt eintauchen und langsam an die jeweiligen Situationen herangeführt. Und zwar unter Anleitung des

Therapeuten, der sich meistens auch als Avatar in deiner virtuellen Welt bewegt. Wenn du eine Sucht bekämpfen willst, wirst du beispielsweise durch deine virtuelle Lunge oder Leber laufen und verstehen, welche Veränderungen du mit dem Konsum von Zigaretten oder Alkohol in deinem Körper bewirkst. Bei mentalen Problemen wirst du vielleicht deinen eigenen digitalen Zwilling von außen betrachten und kurieren. Bei Schmerzen können gegebenenfalls künftig Medikamente niedriger dosiert oder gar teilweise ersetzt werden. Das wäre etwa bei Rheuma denkbar. Statt eine Pille gegen Schmerzen zu schlucken, liegt der Patient am virtuellen Strand unter der Sonne und genießt die Wärme. Oder jemand mit Sonnenbrand oder einer Verbrennung läuft gerade über die Zugspitze und befindet sich in einer eiskalten Umgebung. Es ist heute bereits bekannt, welche starken Effekte Placebos in der Medizin haben. Durch das Eintauchen in die virtuelle Welt, die mit auditiven, visuellen und künftig auch zunehmend haptischen Elementen ausgestattet ist, ist davon auszugehen, dass es durch die Immersion (die virtuelle Umgebung wird als real empfunden) einen positiven Effekt auf die Gesundheit in der analogen Welt geben kann. Durch das Embodiment nehmen sie einen virtuellen Körper an und bewegen sich mit diesem.

Dieser Effekt funktioniert auch im Bereich der Rehabilitation. Hier kannst du als Patient bestimmte Spiele spielen, die deine motorischen Fähigkeiten verbessern und sogar in deinem Gehirn neue Nervenbahnen aktivieren, wenn bei Lähmungen die ursprünglichen Übertragungswege nicht mehr funktionieren. Mit deinem virtuellen Körper können auf diese Weise Handicaps ausgeglichen werden. So kannst du wie Antonella und Anton zusammen Tennis spielen, da in der virtuellen Welt die Geschwindigkeit und Größe des Balles auf der Seite der Großmutter verändert werden können. Durch die aktivierende und motivierende Funktion kann es zu einem positiven Effekt in Beziehungen und Behandlungen kommen.

Die Technologie findet von der Gaming-Industrie aus Einzug in verschiedene Bereiche wie auch das Gesundheitswesen und die Medizin. So ist es nur eine Frage der Zeit, bis virtuelle Realitäten für das Gesundheitswesen zum neuen Standard werden. Zum Beispiel werden Avatare auch in der Ausbildung von Ärzten genutzt, um auf diese Art und Weise bestimmte stressige Situationen mit Patienten zu simulieren und ein Feedback zu bekommen, wie sich der eigene Arztavatar in der Simulation verhalten hat. Die Virtuelle Realität wird somit gerade in der Aus-, Fort- und Weiterbildung von Medizinern eine zentrale Rolle einnehmen. Durch das Eintauchen in die virtuelle Welt und die damit einhergehende Immersion wird der Lernerfolg deutlich höher sein, wie es bereits einige Studien aus verschiedenen Settings wie beispielsweise virtuelle Labore gezeigt haben. Und das wiederum kommt dir als smarter Patient zugute.

➢ TAKEAWAY-MESSAGE

In Zukunft kannst du mit deinem digitalen Zwilling Menschen auf der ganzen Welt treffen. So entsteht eine digitale Parallelwelt im Metaverse, in der du dich in Form eines Avatars bewegen kannst oder eine andere Identität annimmst. Diese Technologie wird dich auch im Gesundheitswesen begleiten, sowohl in der Diagnostik als auch in der Therapie und Nachsorge. Einen Avatar im Metaverse zu haben, gehört in Zukunft einfach dazu und wird dir die Kommunikation im Gesundheitswesen deutlich erleichtern und vor allem viel Zeit sparen. Und wie du dich im Metaverse präsentierst, wenn du zum Arzt gehst, das kannst du in deinem digitalen Kleiderschrank mit unendlichen Kombinationen selbst entscheiden.

Literatur:

Bonde, M. T., Makransky, G., Wandall, J., Larsen, M. V., Morsing, M., Jarmer, H., & Sommer, M. O. (2014). Improving biotech education through gamified laboratory simulations. Nature biotechnology, 32(7), p. 694.

Matusiewicz, D. (2019). Avatare im Gesundheitswesen – ein Erfahrungsbericht, in: BKK Magazin, Ausgabe 2019, S. 68-75.

Matusiewicz, D., Werner, J. A., Puhalac, V. (2021). Avatare im Gesundheitswesen und der Medizin, Springer Verlag, 1. Auflage, Berlin-Heidelberg-New York, 1. Auflage, 2021.

Symbiose – Mensch mit Maschine

Der Umgang mit Feuer ist ein gutes Beispiel, das man an dieser Stelle passenderweise anführen kann und das den nachfolgend zu behandelnden Sachverhalt gut widerspiegelt. Das Feuer kannten die Menschen damals nur, wenn ein Blitz einschlug und einen Baum oder etwas anderes entzündete. Als Holger – ein Homo erectus, der etwa 700.000 vor Christus lebte – endlich lernte, selbst Feuer zu entzünden, erkannte er die vielen Risiken wie Verbrennungen an seiner Haut oder das Abbrennen seiner Hütte. Das Feuer brachte aber auch Vorteile mit sich. Es gab Holger Wärme, Licht, und man konnte damit Nahrung zubereiten. Eine frühere Form des Biohackings, ein Begriff, der die Biologie des Menschen mit moderner Technologie verbindet, würde man heute sagen. Denn zuvor musste er das Fleisch roh essen. Mit gebratenem Fleisch ließ sich fortan die Funktionalität seines Körpers verbessern – zumindest diejenige seiner Verdauung. Die Erkenntnis war und ist, dass das Feuer zugleich nützlich und gefährlich sein kann. Der Mensch Holger hat gelernt, das Feuer als Instrument für seine Zwecke zu nutzen und es kontrolliert einzusetzen. Sei es bei einem gemütlichen Lagerfeuer wie damals bei Holger, oder denke heute an einen gemütlichen Kamin bei dir zu Hause. Wenn wir an das Feuer denken, so haben die einen eine insgesamt positive Assoziation, andere wiederum haben – aufgrund von persönlichen Erfahrungen – eher eine negative. Die meisten Menschen würden sowohl die Vor- und Nachteile als auch die Chancen und Risiken des Feuers ambivalent beurteilen. Es kommt also auf den Zusammenhang an, in dem das Feuer genutzt wird. Feuer ist in unserer heutigen Welt unverzichtbar geworden und doch haben wir großen Respekt davor. Und so ist es auch mit der Digitalisierung, die heute schon ein wesentlicher Teil unseres Lebens ist.

Zum neuen Instrument der Digitalisierung gibt es bislang noch relativ wenige Erfahrungswerte seitens des Patienten. In Analogie zum Feuer ist die Maschine auch erst einmal nur ein Werkzeug, das der Mensch – sei es der Arzt oder der Patient – nutzen kann. Die Maschine hat keinen eigenen

Willen und die Interpretation des Nutzens ist immer kontextabhängig. Es gibt Anwendungsfelder in der Medizin, die aktuell noch fragwürdig sind (wie beispielsweise eine App, mit der man sich das Smartphone als Thermometer an die Stirn hält) oder gar gefährlich (bspw., wenn falsche nichtgesicherte Informationen übermittelt werden oder es zu Hackerangriffen kommt). Es gibt aber immer mehr nützliche Anwendungsfelder. Mithilfe von sogenannten digitalen Entscheidungsunterstützungssystemen per App können viele Millionen Menschen schon heute eine Diagnose in wenigen Minuten bekommen. Von Ärzten oder Selbsthilfegruppen moderierte Internetforen bieten dir eine stets zugängliche Austauschplattform nach dem Arztbesuch mit Gleichgesinnten. Ein digitales Monitoring von Erkrankungen hilft dabei, dass du dich in deiner häuslichen Umgebung sicher fühlst, und genau das kann dein Leben retten. Das Zusammenleben zwischen Mensch und Maschine im Kontext einer sogenannten High-End-Medizin kann als eine Symbiose mit gegenseitigem Nutzen gesehen werden. Das stärkt die Arzt-Patienten-Beziehung und erweitert diese zu einer Dreiecksbeziehung zwischen Arzt, Patient und Maschine. Du lernst in diesem Buch die vielfältigen Möglichkeiten noch weiter im Detail kennen.

Der Einzug der Digitalisierung in die Medizin wird teilweise immer noch als grundlegend kritisch betrachtet. Vielleicht hast du eine derartige Diskussion mal selbst miterlebt. Es gibt Ärzte, die die Maschine als eine Gefahr ihrer Autorität oder gar ihres ganzen Berufsstandes ansehen. Doch Medizin und Maschine können, nein, sie werden großartige Partner sein. Die Maschine darf nicht als Antagonist der Medizin gesehen werden. Eine emotional geführte Debatte, die im Kontinuum zwischen Verheißung und Katastrophe Wortgefechte liefert, ist nicht zielführend. Die Thematik ist auch nicht schwarz-weiß und wie alles im Leben hat alles seine Vor- und Nachteile. Ohnehin hat die Maschine keinen eigenen Willen. Die Maschinen, die heute genutzt werden, sind im Vergleich zum Menschen auch noch recht unklug, wenn wir ehrlich sind. Was diese aktuell aber schon besser können als wir Menschen, ist die fehlerfreie Ausführung immer wiederkehrender Prozesse. Während die Maschine also routinierte Aufgaben wie das Berechnen großer Datenmengen besser erledigen kann als der Mensch, kann der Mensch wiederum kreative und komplexe Aufgaben besser lösen, da der Maschine der sogenannten „stuck of genius“ (der kreative Funke) fehlt. Und diese hat mehr Zeit für dich als Patienten, wie du im vorangegangenen Kapitel beim automatisierten Arzt-Avatar lesen kannst. Zudem kannst du dir sicher sein, dass in Zukunft Diagnosen in einem Vieraugenprinzip (Maschine und Arzt) stattfinden. Das Sprichwort „Verbinde Gegensätze und du erhältst eine höhere bzw. bessere Wirklichkeit“ (engl. combine opposites to get a higher reality) trifft den Nagel auf den Kopf.

In der griechischen Mythologie gibt es das Mischwesen Zentaur – bestehend aus Mensch und Pferd. Vielleicht kennst du die Abbildung aus dem Sternzeichen des Schützen. Ein Zentaur gilt als ein unkontrolliertes Wesen, das kraftvoll mit dem Körper eines Pferdes galoppieren kann und den klugen Verstand eines Menschen hat. Das Fabelwesen mit einem muskulösen Rumpf eines Mannes ist mit dem rassigen Körper eines Hengstes vermischt. Und ähnlich kann man das auch auf die Medizin und Digitalisierung übertragen. Der Arzt kann in einigen Domänen stärker und in anderen wiederum schwächer als die Maschine sein. Kombiniert der Arzt sein Wissen allerdings mit der Maschine, die ihm z. B. bei der Diagnostik oder der Interpretation von Ergebnissen oder schlicht bei der Suche nach Patientendaten unterstützt, so schlägt das Team „Maschine und Arzt“ die jeweiligen Parteien, wenn sie alleine antreten. Dies ist auch das Ergebnis von mittlerweile sehr vielen Studien rund um den Einsatz von maschinellem Lernen in der Medizin. Gerade die sogenannte Künstliche Intelligenz wird in vielen medizinischen Bereichen wertvolle Zusammenhänge aufzeigen, die heute noch nicht offenkundig sind oder aufgrund der vielen Gesundheitsinformationen neue Ansätze für deine Diagnostik und Therapie mit sich bringen. Damit das Gesundheitswesen weiter voranschreitet, denn du willst sicher die moderne digitale Medizin genießen – und nicht zu Holgers Zeit gelebt haben, wenn es um das Thema Gesundheit geht.

➢ TAKEAWAY-MESSAGE

Lass dich nicht auf eine schwarz-weiße Diskussion über die Chancen und Risiken der Digitalisierung ein. Sieh es vielmehr als eine Art Waage mit zwei Schalen, wobei, je nach Sachverhalt, eine unterschiedliche Gewichtung erfolgt. Du wirst im Laufe der Zeit deine eigenen Erfahrungen sammeln und sowohl deinen persönlichen Nutzen herausarbeiten als auch die Risiken kennenlernen. Digitalisierung wird nach und nach deine Möglichkeiten rund um die Gesundheit erheblich verbessern. Am besten lernst du den Umgang damit, so wie du es mit dem Feuer getan hast, und vertraust darauf, dass die Kombination zwischen Mensch und Maschine in der Behandlung – wie beim Zentaur-Modell – die beste Kombination darstellt. Es geht also nicht um einen banalen Wettlauf zwischen dem Menschen und der Maschine, sondern darum, das Beste für dich und deine Gesundheit herauszuholen. Stehe der Technik offen gegenüber und sei froh, nur aus Gründen der Gemütlichkeit ein Feuer zu entzünden.

Literatur:

Heinemann, S., Matusiewicz, D. (2020). Digitalisierung und Ethik in Medizin und Gesundheitswesen, MWV, 1. Auflage, Berlin, 2020.

Topol, E. J. (2019). High-performance medicine: the convergence of human and artificial intelligence. Nature medicine, 25(1), pp. 44-56.

Buchkremer, R., de Witte, B., Matusiewicz, D. (2020). KI in Gesundheit und Medizin, in: Buchkremer, R., Heupel, T., Koch, O. (Hrsg.) Künstliche Intelligenz in Wirtschaft & Gesellschaft, 1. Auflage, Springer Gabler, Wiesbaden, 2020, S. 385-395.

Gesundheit – Religion und Lifestyle

Bist du religiös? Wenn es Menschen früher schlecht ging, dann suchten sie einen Schamanen auf. Später waren es Gotteshäuser wie die Kirche, die auch in gesundheitlichen Fragen eine zentrale Rolle spielten. Und sei es nur, aufgrund der damit verbundenen letzten Hoffnung auf Heilung. Achte in deinem Umfeld darauf, wie viele Menschen heute noch einen starken Bezug zur Religion haben und sich hinsichtlich ihrer Gesundheit auf ihren Glauben verlassen. Und damit ist nicht der Kirchgang an Weihnachten gemeint, sondern wer diese an einem normalen Sonntag aufsucht. Hält der Glaube den Menschen gesund? Wird eine religiöse Heilserwartung heute noch von vielen Menschen praktiziert? Es gibt immerhin einige Studien, die einen Effekt von Religion auf die (psychische) Gesundheit belegen. Aber es gibt statistisch auch eine große Anzahl von Kirchenaustritten pro Jahr. Die Tendenz ist steigend. Schaut man ab und an bei einem Gottesdienst vorbei, sind dort meist wenige Schäfchen vorzufinden. Das religiöse Vakuum wird mehr und mehr um den Glauben an die eigenen Ressourcen zur Stärkung der Gesundheit ausgefüllt. Und für einige ist Gesundheit gar selbst zu einer neuen Religion geworden – mit Diät-Gurus und Fitness-Göttern.

Regina war noch nie gläubig. Sie hat Gesundheit zu ihrer Religion gemacht. Das Smartphone ist ihre neue Bibel. Es bedeutet für sie die Verlagerung der Verantwortung für die eigene Gesundheit von höheren Mächten auf sie selbst. Eine solche Verlagerung bedeutet schlichtweg, selbst Verantwortung zu übernehmen. In diesem Zusammenhang geht es Regina vor allem um eine Art Lifestyle-Religion, zu der sich immer mehr Menschen – nicht zuletzt getriggert durch den Vergleich in den sozialen Medien wie Instagram – hingezogen fühlen. Es geht nicht nur um den Glauben an das eigene Verhalten, sondern vor allem um eine positive Lebenseinstellung und um gesundheitsfördernde Verhaltensweisen. Gelebt wird dies durch Regina als eine Jüngerin (im Sinne einer quasi-religiösen Anhängerin) in Form von sogenannten LOHAS (engl. Lifestyle of Health and Sustainability) und unterstreicht ihre Zugehörigkeit zu dieser Gemeinschaft, bei der es vor allem um die sich gegenseitig verstärkenden Effekte von Gesundheit und Nachhaltigkeit geht. Die Verbundenheit und Zugehörigkeit zur Gruppe der gesegneten Gesunden dient für Regina auch als Imagefaktor, welcher der Außenwelt präsentiert werden will.

Ebenso hat die Politik das Thema Nachhaltigkeit und Gesundheit für sich erkannt. Politische Kämpfe werden heute nicht nur gegen andere Parteien ausgetragen, sondern gegen ungesunde Lebensweisen, für Raucherzonen, für das Verbot von Zigarettenwerbung, gegen die Nutzung des Solariums durch Minderjährige und gegen die Fettleibigkeit der Deutschen. Damals aus religiösem Grunde abgehaltene Pilgerfahrten sind heute Gesundheitsfahrten, Heilfastenurlaube, Wallfahrten zum Spezialisten, asketische Diätbewegungen, Fitnessstudios als Stätten der Herstellung von Gesundheit durch fromme Übungen, staatlich geförderte Missionskampagnen (gegen Rauchen, gegen Trinken, gegen ungesunde Ernährung) oder Youtube-Erklärvideos zu allen erdenklichen Gesundheitsthemen. Einige Gesundheitsratgeber werden als heilige Schriften angesehen. Gesundheit ist längst zum Kult avanciert und so könnte auch dein rituelles Leben bald aussehen. Die Menschen haben durch digitale Möglichkeiten einen umfassenden Einblick in ihre Bewegung, ihren Schlaf, woher ihr Essen stammt und schließlich ihren Gesundheitsstatus. Auch dazu gibt es jeweils einzelne Kurzgeschichten in diesem Buch. Der smarte Patient ist zunehmend allwissend. Der wachsende Drang nach einem ganzheitlichen Gesundheitsverständnis in Verbindung mit der Eigenkompetenz, selbst etwas tun zu können, führt dazu, dass der Healthstyle wie eine Religion zum zentralen Bestandteil des Lebens wird. Je mehr die Gesundheit individuell überprüft wird und es zur Normalität wird, in Echtzeit verschiedene Gesundheitsdaten betrachten zu können, desto mehr werden die Menschen das auch von ihrem Gegenüber erwarten. Es wird zur Verwunderung führen, sobald dieser nicht – wie man selbst – behutsam und sorgfältig mit seiner Gesundheit umgeht. „Du lädst mich in deine Raucherwohnung ein?“, fragt Regina empört. „Lass uns lieber im Immersatt-Grün-Café treffen. Es gibt da gutes glutenfreies und veganes Essen.“ „Du hast einen 15 Jahre alten Diesel?“, fragt Regina. „Das kann ich mit meinem Umweltbewusstsein nicht vereinbaren. Ich fahre aus Überzeugung ein Elektrofahrzeug.“ Je intensiver man sich selbst mit Gesundheit befasst und Informationen einholt, umso mehr möchte man sich auch als Kenner zeigen und mit seinem Gesundheitswissen schmücken. Woran erkennt man einen Veganer? Er wird es einem schon von selbst sagen! Auch die nonverbale Kommunikation wird ihr übriges tun. So wie diese automatisierten Social-Media-Verknüpfungen der Schrittzähler: „Status: Soeben mein Ziel erreicht, 3437 Kalorien heute verbrannt zu haben. Gemessen mit #Fitbit". Die Hinweise deiner Freunde in den sozialen Medien hast du nie angefordert, aber derjenige, der seinen Status teilt, für den scheint es eine weitere Motivation zu sein. Du hingegen bekommst ein schlechtes Gewissen, wenn du gerade vor deinem Sonntagsschnitzel sitzt. Und daran lassen sich auch einige Probleme ausmachen. Das auf einer Gesundheitsreligion basierende Menschenbild wird nur noch dann als vollwertig angesehen, wenn Gesundheit vorhanden ist. Im Umkehrschluss wächst die Gefahr, dass Menschen mit Übergewicht, Einschränkungen, Chroniker oder Kranke stigmatisiert werden. Ungläubige gehören eben nicht dazu.

So besteht eine Gefahr darin, sich morgens schlecht zu fühlen, weil die App dir sagt, dass du schlecht geschlafen hast, obwohl du dich eigentlich fit fühlst und den Schlaf als erholsam empfunden hast. Es ist jedoch nicht sinnvoll, sich nur an digitalen Gesundheitsdaten zu orientieren und auf gute Scores zu kommen (siehe das nachfolgende Kapitel). Das gute alte Bauchgefühl sollte man – trotz Digitalisierung – nicht unterschätzen. Auch wenn es ein Kontinuum geben kann, zwischen dem subjektiv wahrgenommenen Gefühl und den gemessenen Werten. Was ist dann Hoffnung, und was Tatsache? Die neue Religion kann auch zu einem Stressfaktor werden, der dich täglich begleitet. Du solltest bei schlechten digitalen Gesundheitswerten sprichwörtlich nicht aus Angst vor dem Tod direkt Selbstmord begehen. Auch wenn du an das Leben im Jenseits glaubst. Hör auf dein Bauchgefühl, das ist ein über Jahrtausende entwickelter guter Algorithmus. Neben all den technischen Hinweisen und Daten solltest du dir vor Augen halten, dass Lachfalten und vom Leben gekennzeichnete äußere Merkmale den Menschen ausmachen und nicht der Wunsch nach einer ewigen Jugend. Auch wenn deine App dir anhand eines Face-Scans sagen sollte, dass du dein biologisches Alter um zehn Jahre überschritten hast. Und du musst auch nicht unreligiös wie Regina sein, um dann an Digitalisierung zu glauben. Es geht auch beides.

➢ TAKEAWAY-MESSAGE

Gesundheit kann als eine neue (Ersatz-)Religion gesehen werden. Auch wenn sich dies zugegebenermaßen etwas hochtrabend anhört. Diese Art von Lifestyle-Religion kann als Chance gesehen werden, mehr für die eigene Gesundheit zu tun und dies messbar zu machen. Auf der anderen Seite solltest du dich nicht zu sehr von den Gesundheits-Gurus in Form von digitalen Begleitern beeinflussen lassen, sondern den Tag so leben, wie es dein Bauchgefühl vorschlägt. Ein gesundes Maß an Selbstachtsamkeit wird dir diesseits gut tun – egal ob analog oder digital.

Literatur:

Dev, R. D., Kamalden, T. F., Geok, S. K., Abdullah, M. C., Ayub, A. F., & Ismail, I. A. (2018). Emotional Intelligence, Spiritual Intelligence, Self-Efficacy and Health Behaviors: Implications for Quality Health. International Journal of Academic Research in Business and Social Sciences, 8(7), pp. 794-809.

Oman, D. (2018). Why religion and spirituality matter for public health: evidence, implications, and resources (Vol. 2). Springer.

Digitale Selbstvermessung und Wearables – meine Daten und ich

Victorias Tag beginnt mit einem Blick auf ihr Smartphone, das ihr sagt, mit welchen Vitaldaten sie in den Tag startet. Auch in Zukunft führt morgens der Gang zu Hause zunächst ins Badezimmer – das Internet der Dinge („internet of things") macht es möglich, dass sie durch viele miteinander vernetzte technische Gadgets Hinweise auf ihren Gesundheitszustand erhalten kann. Egal, ob es eine intelligente Zahnbürste ist, die ein Feedback zum Zähneputzen gibt oder ihr intelligenter Spiegel mit ihr spricht und ihre Vitalwerte anzeigt. Ein Highlight ist sicher ihre intelligente Toilette mit Internetschnittstelle, die EKG, Gewicht, Temperatur und weitere medizinisch-physiologische Messungen (z. B. Bioimpedanz wie Körperfett, Muskelmasse oder Urinanalysen in Form von Färbung bzw. Trübung) unauffällig im Hintergrund erhebt. All dies führt dazu, dass es täglich Messwerte gibt und bei den kleinsten Veränderungen auch automatisch eine Zuschaltung ihres Arztes ausgelöst wird. So fängt jeder Tag mit einem Gesundheitscheck zu Hause an. Ein paar konkrete Tipps zu Ernährungs- und Lebensgewohnheiten bekommt Victoria obendrein. Im Anschluss legt sie sich für 15 Minuten in ihre Sauerstoff-Druckkammer, die wie ein kleines U-Boot aussieht, um in einem erhöhten (hyperbaren) Umgebungsdruck reinen Sauerstoff einzuatmen. In einer Studie aus Israel hatte sie gelesen, dass dies neben Beauty und Wellness auch einen Anti-Aging Effekt hat und sich positiv auf die Zellen auswirkt. Als letzten Teil ihres täglichen Rituals trinkt sie noch einen sogenannten Bulletproof Coffee (Kaffee mit Butter und Kokosöl), der über einen langen Zeitraum ihre Energie hebt und die mentale sowie körperliche Leistungsfähigkeit verbessert. Victoria hat sich einer Bewegung zur digitalen Selbstvermessung angeschlossen.

Quantified-Self heißt der Trend aus den USA, der sich an technisch-affine Personen wie Victoria richtet und ihnen das gute Gefühl gibt, ihren Körper und ihren Geist optimieren zu können. Denn es stellt für den Individualisten eine Weiterentwicklung der Selbstverwirklichung bis hin zur eigenen Selbsterkenntnis dar. Was nehme und sollte ich als Ernährung zu mir nehmen, um meinen Körper gesund zu halten? Wie viel darf ich zu mir nehmen, um nicht zuzunehmen und wann sollte ich essen? Wie schnell und wie tief atme ich? Wie lang schlafe ich und wie verhalte ich mich im Schlaf? Wie hoch ist mein Blutdruck, mein Blutzucker, mein Adrenalin? Die Bewegung richtet sich an Menschen mit guten Gesundheitswerten, die Interesse und Freude an der Vermesserei haben. Zur Datenweitergabe und Kontrollmöglichkeit sind die Sensorgeräte meistens mit einer Smartphone-App verbunden. Auch unterwegs kann Victoria ihre Daten mit sogenannten Wearables (tragbaren Computern) messen. Es gibt schließlich den Spruch: „Du bist, was du isst", den sie mit ihrem eigenen Spruch „Wearables machen dich smart" vergleicht. Wearables jeglicher Art werden von Jung und Alt zur Steigerung des Gesundheitszustands gekauft und am Körper oder Kopf meist sichtbar getragen. Dazu zählen beispielsweise sensorunterstützte Armbänder, Schuheinlagen, Schuhsohlen, Brustbänder, Stirnbänder, Handschuhe oder smarte Uhren. Stöße oder Vibrationen werden durch den sogenannten Piezo-Effekt dafür genutzt. Die dadurch abgegebene Energie kann von den Sensorelementen aufgenommen und verarbeitet werden. Die Miniaturisierung von Piezo-Sensoren umfasst die Verarbeitung in Textilien, Bandagen oder Kleidungsstücken. Die Entwicklung der Sensoren ist so weit fortgeschritten, dass es möglich ist, die Mini-Sensoren sogar an einem Zahn zu befestigen. Die Entwicklung klingt neu, ist sie allerdings nicht.

Das mutmaßlich erste Wearable war der Abacus-Ring, ein 300 Jahre alter chinesischer Rechenschieber, der in der Qing-Dynastie aus reinem Silber entwickelt wurde. Er bestand aus sieben Stäben mit sieben Perlen an jedem Stab und diente einst als Zählinstrument, mit dem Händler schnelle Berechnungen durchführen konnten. Sein genauer Ursprung ist jedoch unbekannt. Victorias heutiger Ring ist ebenfalls silberfarben, besteht jedoch aus Titan und misst ihre Herzfrequenzvariabilität, ihren Aktivitätswert, die Tagesform und den Schlafwert (z. B. Tiefschlaf, REM-Schlaf, leichter Schlaf, Schlafenszeitplan). Denn Schlaf ist schließlich der Seismograph für ihre Gesundheit (siehe Kapitel „Smarter Schlaf"). Basis für die Sensortechnik am Körper ist der Hochleistungssport. Denn im Hochleistungssportbereich werden die Sportler durch beispielsweise nicht-intrusive

Skelett-Sensorik in Echtzeit vor einer zu hohen Belastung gewarnt, um schwere Verletzungen zu vermeiden. Da der Gesundheitstrend in den letzten Jahren in jeder Alters- und Bildungsschicht der Gesellschaft zugenommen hat, finden sich heutzutage verschiedenste Anbieter für tragbare medizinische und fitnessbasierte Geräte auf dem Massenmarkt.

Man kann sich sogar einen kleinen Near-Field Communication Chip (NFC)-Chip unter die Haut implantieren lassen. Es handelt sich bei NFC um ein Funkstandard zur drahtlosen Datenübertragung, der auch zur bargeldlosen Bezahlung genutzt wird. Der Chip ist so groß wie ein kleines gläsernes Reiskorn (Glaskapsel) und wird mit einem Spritzenähnlichen Gerät unter die Haut gesetzt – meist zwischen Daumen und Zeigefinger. Einer der beiden Buchautoren hat dies im Selbstversuch (n = 1 Studie) für zwei Jahren selbst getragen. Das Eigenexperiment hat gezeigt, dass es alltagstauglich ist und man das Implantat von außen nur bei einer geballten Faust sehen konnte. Der Nutzen bzw. Mehrwert war es, darauf medizinische Daten zu speichern und Türen ohne Schlüsselbund zu öffnen. Jedoch muss man bedenken, dass es trotz Biokompatibilitäts-Erklärung der FDA (Food and Drug Administration) keine Langzeitstudien dazu gibt. Es kann je nach Material schlimmstenfalls mit Muskeln verwachsen sein. In der Praxis herrscht bei Radiologen Uneinigkeit, ob es bei der Bildgebung (z. B. MRT-Untersuchung) verwendet werden kann, da es kein Medizinprodukt ist und es auch keine eindeutigen medizinischen Unbedenklichkeitsnachweise dazu gibt. Es könnte, so die Befürchtung, warm werden oder gar durch die Haut schießen – im Internet wird dies in einschlägigen Foren zwar verneint, das reicht dem praktizierenden Radiologen aus Haftungsgründen meist nicht aus. Der Eigenversuch war eine nette Erfahrung, aber es gibt sicher smartere nicht-invasive Lösungen.

Die Fähigkeit sich selbst zu vermessen ist zusammenfassend ein Spagat zwischen Stress und Spaß. Bist du in der Lage, auch vom Normalwert abweichende Werte emotional zu verarbeiten oder gehst du direkt zum Arzt oder rufst du vielleicht sogar einen Krankenwagen, um dich im Krankenhaus großen Kontrollen zu unterwerfen? Die Gefahr der digitalen Selbstvermessung liegt auf der Hand und befindet sich wie beim NFC-Chip in der Hand. Self-Tracking bedingt, dass du für Messwerte des körperlichen Zustands in Zusammenhang mit deiner Alltagsgestaltung sensibilisiert wirst. Wenn du die Messgeräte richtig nutzt, kannst du äußere und innere Veränderungen des Körpers feststellen. Zu bedenken ist, dass du lernen musst, mit Werten und deren Beurteilung umgehen zu können. Es darf kein Zwang entstehen oder eine durchgehende Kontrolle deiner selbst. Zahlenerhebung und Selbstmessung können dazu führen, dass der geförderte Gesundheitszustand ein längeres Leben erzielt. Den eigenen Körper akzeptieren oder akzeptanzfähig zu gestalten ist dabei von hoher Wichtigkeit, wenn du Gesundheits-Apps benutzt. Dadurch, dass ein hohes Risiko entsteht, sich selbst in der Quantified-Self-Bewegung zu verlieren und den Alltag abhängig von Werten und Messungen zu gestalten, kann eine große psychische Belastung entstehen. Die Quantified-Self-Bewegung dient aber nicht nur dem eigenen Erkenntnisgewinn, sondern kann auch einen Mehrwert für andere Gesundheitsakteure (Ärzte, Therapeuten, Ernährungsberater etc.), die sich mit deiner Gesundheit beschäftigen, aufzeigen. Personalisiertes Training, Ernährungspläne oder Behandlungsmaßnahmen können in Abhängigkeit deiner selbst ermittelten Gesundheitsdaten entwickelt werden. Es ist daher festzuhalten, dass der persönliche Nutzen in Form von Motivation und Kontroll-/ Erinnerungsmöglichkeit, Selbstexpertisierung im Kontext von Kompetenzförderung, Fortschritt für Medizin und Wissenschaft durch gesammelte Daten und eine gesündere und sicherere Gesellschaft mit geringeren Gesundheitskosten als Vorteile der digitalen Möglichkeit der Selbstvermessung identifiziert werden können. Es sollten dir aber auch die Risiken bekannt sein. Hierzu gehören beispielsweise die Abhängigkeit, Fehlinterpretationen, Stigmatisierungspotenziale und Fehlmessungen aufgrund mangelnder Qualität der Geräte. Und so war es auch bei Victoria. Als sie eines Tages aufwachte und sich eigentlich pudelwohl fühlte, obwohl ihr Schlaftracker ihr sagte, dass sie hundemüde sein müsste, entschloss sie sich, ab und an auch mal ohne Tracker in Ruhe zu schlafen. Und auch tagsüber wird sie ihre Wearables und das Smartphone am Wochenende in die Schublade legen, da sie keine Lust hat, ständig von einem Piepen oder Pop-up-Fenster gestört zu werden.

➢ TAKEAWAY-MESSAGE

Eine digitale Selbstvermessung ist heute schon vielfach möglich. Und immer mehr Wearables werden zur Steigerung des Gesundheitszustands eingekauft. Du willst sicher auch jung, fit und leistungsfähig sein und bleiben – höher, schneller und weiter! Die tragbare Sensortechnik ermöglicht eine einfache und schnelle Überwachung, Kontrolle und Informationssammlung des Gesundheitszustandes. Gesundheits-Apps speichern deine Vitaldaten und können diese für dich analysieren. Der Nutzen ist ein besseres Körpergefühl. Natürlich kann das auch frustrierend sein, sich ständig selbst zu kontrollieren. Du solltest es daher als kleines Experiment ansehen und ab und an deine Daten messen und auswerten, dies aber nicht als Dauerzustand sehen, der dich unnötig unter Stress setzt.

Literatur:

Hachmo, Y., Hadanny, A., Abu Hamed, R., Daniel-Kotovsky, M., Catalogna, M., Fishlev, G., Lang, E., Polak, N., Doenyas, K., Friedman, M., Zemel, Y., Bechor, Y., Efrati, S.. Hyperbaric oxygen therapy increases telomere length and decreases immunosenescence in isolated blood cells: a prospective trial. Aging (Albany NY). 2020; 12:22445-22456. https://doi.org/10.18632/aging.202188.

Heyen, N., (2016). Digitale Selbstvermessung und Quantified Self. Potenziale, Risiken und Handlungsoptionen, URL: https://www.isi.fraunhofer.de/content/dam/isi/dokumente/cct/2016/Policy-Paper-Quantified-Self_Fraunhofer-ISI.pdf, Abruf 01/2023.

Der menschliche Code – was Gene über uns heute schon verraten

Ein hochbetagtes Alter, die perfekte Figur, ein Optimum an Gesundheit und makellose Schönheit – wer wünscht sich das nicht? Vor allem in der heutigen Zeit werden wir durch soziale Medien, im beruflichen Alltag und im Freundes- und Bekanntenkreis tagtäglich mit grenzenloser Schönheit, Gesundheit und Leistungsfähigkeit konfrontiert. Dabei reicht es schon lange nicht mehr aus, einfach nur zu „sein", sondern es ist ein täglicher Kampf, physisch und psychisch das Maximale aus sich rauszuholen. Es scheint fast so, als gäbe es innerhalb unserer leistungs- und konsumorientierten Gesellschaft – ganz im Sinne der Evolutionstheorie – nur noch einen Platz für die Schönsten, Intelligentesten und Leistungsstärksten. Das führt auch dazu, dass wir mehr über uns wissen wollen. Welche Rolle spielen hierbei unsere Gene und was können biotechnologische Möglichkeiten der heutigen Zeit leisten? In der Tat haben Erbanlagen Einfluss auf dein Aussehen, deinen Gesundheitszustand und damit auch auf dein Wohlbefinden. Innerhalb der Genforschung ist man sehr lange davon ausgegangen, dass umweltbedingte Veränderungen der DNA, z. B. durch Rauchen oder Stress, bei der Vererbung des Erbgutes keine Rolle spielen. Heute steht fest, dass dem nicht so ist und Veränderungen der DNA mitvererbt werden können. Vor allem seit der Entschlüsselung des Genoms, also der Gesamtheit des Erbgutes vor ca. zwanzig Jahren, arbeiten Wissenschaftler innerhalb der Genforschung inzwischen auf Hochtouren, um neue bahnbrechende Erkenntnisse zu erzielen. Durch die Weiterentwicklung der Genforschung einerseits und High-Tech-Biotechnologie einschließlich Künstlicher Intelligenz andererseits entstehen neue und innovative Möglichkeiten innerhalb der Medizin.

Das weiß auch Gesine, die mehr über ihre Gesundheit erfahren will. Denn es lassen sich Hinweise darauf finden, ob es eine bestimmte Veranlagung gibt, um das x-fache an einer bestimmten Erkrankung wie beispielsweise Brustkrebs zu erkranken. Aber auch im Bereich der Prävention gibt es Möglichkeiten, um ihren Lebensstil einschließlich der Ernährung anzupassen. Schließlich lassen sich bestimmte Krankheiten auf Grundlage der Erbgut-Sequenzierung besser behandeln oder gar heilen. Auf der einen Seite findet Gesine solche Möglichkeiten interessant. Auf der anderen Seite verunsichert sie das Ganze auch, da sie sich nicht sicher ist, ob sie wirklich so tief in ihren Körper hineinschauen möchte und was sie mit den Ergebnissen derartiger Analysen überhaupt anfangen soll. Der Zugang zu einer Genanalyse wird immer einfacher, auch wenn interessierte Menschen, wie Gesine, diese meist selbst zahlen müssen. Am bekanntesten sind die Unternehmen 23andMe, Ancestry oder MyHeritage. Bei 23andMe gehört Google zu den Wagniskapitalgebern. Der Unternehmensname bezieht sich auf die 23 Chromosomenpaare des Menschen. Das Unternehmen untersuchte bislang rund zehn Millionen Kunden. Es wird eine Speichelprobe zugesandt, die auf etwa 200 Krankheiten hin untersucht wird. Das Unternehmen stand und steht bereits mehrfach in der Kritik, aus Datenschutzgründen, aber auch weil der Patient mit den Ergebnissen dieser Analysen alleine gelassen wird. Darüber hinaus gibt es deutsche Unternehmen wie Molecular Health, die klinisch relevante Genvarianten aus komplexen genetischen Tumorinformationen identifizieren und so eine Entscheidungsgrundlage für die Versorgung von Patienten in Form einer optimalen und nebenwirkungsarmen Therapieempfehlung generieren. Das sind nur wenige Beispiele von vielen, die hier angeführt werden können. Um zu verhindern, dass Menschen wie Gesine mit schwer zu interpretierenden Ergebnissen alleine gelassen werden, gibt es in Deutschland das Gendiagnostikgesetz. Dieses besagt, dass genetische Untersuchungen zu medizinischen Zwecken nur in ärztlicher Verantwortung durchgeführt werden dürfen und einer ausführlichen Aufklärung bedürfen. Dabei ist Gentechnik per se nicht neu. In der pharmazeutischen Forschung, auch „rote Gentechnik" genannt, werden seit mehr als drei Jahrzehnten Arzneimittel durch gentechnische Verfahren entwickelt. Gleichzeitig gehen damit – insbesondere wenn es sich um Geschäftsmodelle von privatwirtschaftlichen Unternehmen handelt – zahlreiche gesellschaftliche, gesundheitliche, rechtliche und insbesondere ethisch-moralische Fragestellungen einher.

In seinem dystopischen Roman „Brave New World", veröffentlicht im Jahre 1932, beschreibt der Autor Aldous Huxley die gesellschaftlichen

Veränderungen im Jahr 2540 n. Chr. Innerhalb der beschriebenen liberalen konsumorientierten Gesellschaftsstrukturen verlieren die Menschen zunehmend ihre Emotionen und Individualität. Die erheblichen biotechnologischen Möglichkeiten haben die Gentechnik so weit vorangetrieben, dass Föten genetisch manipuliert werden. Eltern sind in der Lage, die Gene ihrer Zukunft in die Hand zu nehmen und so zu formen, wie sie es möchten. Sie können entscheiden, wie ihr Baby aussehen und über welche Fähigkeiten es verfügen soll (siehe auch Kapitel 1 „Sexualität und Geburt digital"). Es ist ein Eingriff in die menschliche Natur und der Versuch, die Welt so zu gestalten, wie der Einzelne es möchte. Die massive Modifikation der eigenen Gene führt dazu, dass die Menschen alles daran setzen, gesünder, intelligenter und leistungsfähiger zu werden. Alles Science Fiction? In der Tat scheint es fast gruselig zu sein, wie aktuell die Beschreibung von Huxley ist. Sie zeigt aber auch, welche innovativen Möglichkeiten die neue Gentechnologie zur Selbstoptimierung bietet. Gleichzeitig ist es ein Appell an die Menschheit, zu überdenken, was notwendig ist. Und doch schafft es für den smarten Patienten auch die Möglichkeit, mehr über sich und seinen Körper zu erfahren.

Es gibt nachvollziehbare Gründe, die dagegen sprechen, weitere Fortschritte auf diesem Gebiet zu erzielen, und es gibt ein Recht auf Nichtwissen. Daneben aber gibt es noch mehr Gründe, den Fortschritt weiter auszubauen, um in Zukunft Krankheitsbilder zu verhindern, bevor diese ausbrechen, gänzlich zu heilen oder zumindest zu chronifizieren. Mit diesem Wissen können sich Menschen wie Gesine in ihrem Leben auch darauf einstellen, dass gewisse Risikofaktoren vorhanden sind. Die Themenvielfalt hierzu ist unglaublich breit. Es gibt zunehmend Startups, die sich hier auf den Weg machen, personalisierte Ansätze von der Prävention bis hin zu bestimmten Erkrankungsbildern zu entwickeln.

➢ TAKEAWAY-MESSAGE

Die Gentechnik hat in den letzten Jahrzehnten enorme innovative und biotechnologische Fortschritte gemacht. Davon profitiert der smarte Patient, nicht nur bei der Prävention, auch bei der Bewältigung von Krankheiten. Gleichzeitig zeigt ein Rückblick auf die Vergangenheit und ein Blick in die Zukunft, dass nicht alle neuen und innovativen Möglichkeiten innerhalb der Genforschung auch wirklich sinnvoll sind. Daher ist es zwingend notwendig, gentechnologische Entscheidungen interdisziplinär und langfristig zu denken und diese ethisch-moralisch abzuwägen.

Literatur:

Gendiagnostikgesetz: §7-16 Abs. 2 GenDG

BMBF (2019). Fortschrittbericht zur High Tech-Strategie 2025., URL: https://www.bmbf.de/SharedDocs/Publikationen/de/bmbf/pdf/fortschrittsbericht-zur-high-tech-strategie-2025.pdf?__blob=publicationFile&v=2, Abruf 01/2023.

Deutsche Forschungsgemeinschaft (2021). Wissenschaft vor und im Krieg – Rassenforschung und Ideologiehörigkeit. URL: https://www.dfg.de/dfg_profil/geschichte/zeit_des_nationalsozialismus/krieg/index.html, Abruf 01/2023.

Meine Gesundheitsdaten – zwischen Schutz- und Scheinproblem

Wie wichtig sind dir deine Daten? Die meisten Menschen machen sich so lange keine Gedanken darüber, bis irgendwo eine Information über sie auftaucht, die ihnen unangenehm ist. Dann ist der Schutz der Daten plötzlich sehr wichtig. Daria hat sich nie Gedanken über ihre Daten gemacht. Was soll schon schlimmstenfalls passieren, wenn ihre Daten nicht geschützt sind? Datenschutz hält Daria für ein Scheinproblem. Auch hier muss dies richtig eingeordnet werden. In den meisten Fällen ist das Hauptrisiko, dass ihre Daten zur Produkt- oder Softwareverbesserung genutzt werden und sie Opfer von Werbung wird. Daria hält sich zudem nicht für so wichtig, dass die eigenen Daten über sie veröffentlicht und gegen sie verwendet werden – weder von ihrem Arbeitgeber noch von ihrer Krankenkasse. Daria weiß, dass ihre Daten anonymisiert oder pseudonymisiert werden, dies aber auch keinen hundertprozentigen Schutz bietet. Den gibt es in der digitalen Welt einfach nicht. Und sie kennt auch den Grundsatz von kostenlosen Webanwendungen: „If you don't pay for the product, you are the product". Daria hat für sich entschieden, dass sie kostenlose Dienstleistungen im Internet nutzen will und dafür im Zweifel mit ihren Daten bezahlt. Das gilt genauso für Gesundheitsservices oder Google Maps.

So wie Daria sehen das allerdings nicht alle. Die Digitalisierung von gesundheitsbezogenen Daten wird in Deutschland grundsätzlich kritisch betrachtet. Schließlich handelt es sich um personenbezogene und damit höchst sensible Daten. Dabei entsteht schnell der Eindruck, dass die Nutzung von Gesundheitsdaten zwangsläufig mit einem Risiko für den Einzelnen verbunden ist. Und wieder kommt die so oft diskutierte Frage auf: Was, wenn die Daten in falsche Hände geraten? Der Gedanke daran schreckt viele sofort ab, lässt manche geradezu erstarren. Hinzu kommt, dass es zur deutschen Mentalität gehört, eher risikoscheu zu sein. Da ist sie wieder, die „German Angst". Laut der Bertelsmann Studie „#SmartHealth-Systems – Digitalisierungsstrategien im internationalen Vergleich" belegt Deutschland bei der Digitalisierung im Gesundheitswesen den vorletzten

Platz von 17 untersuchten EU- und OECD-Ländern und liegt damit deutlich hinter den anderen Ländern. Dabei zeigt die Studie auch, dass digitale Lösungen die Patientensicherheit und Behandlungsqualität steigern. Dennoch wird der gesundheitspolitische Diskurs zum Thema Gesundheitsdaten innerhalb Deutschlands defizitorientiert geführt. Als ein Grund wird immer der Datenschutz bzw. die Datenschützer genannt. Wie wäre es in dem Zusammenhang, wenn wir eher über ein Datennutzungsgesetz und Datennutzer sprechen würden? Der aktuelle Referentenentwurf für ein Gesundheitsdatennutzungsgesetz sowie ein Digitalgesetz sind schon einmal ein guter Schritt in diese Richtung.

Das Thema „Datenschutz" ist bislang das Totschlagargument schlechthin, das seit vielen Jahren einer Weiterentwicklung in Richtung Digitalisierung im Gesundheitswesen im Wege steht. Es soll nicht geleugnet werden, dass der Schutz gesundheitsbezogener Daten zu Recht von höchster Priorität sein muss, doch betrachtet man die Entwicklungen der vergangenen Jahre so stellt man fest, dass es weder gelungen ist, den Datenschutz zu optimieren, noch wurde die Nutzung von Gesundheitsdaten in der Fläche ausgebaut. Was du als smarter Patient merkst, wenn du jedes Mal bei jedem Arztbesuch deine Symptome neu schildern musst, weil keine Daten von A nach B transferiert werden (siehe Kapitel „Prolog"). Hast du inzwischen Zugriff auf deine elektronische Patientenakte? Vermutlich nicht. Und falls ja, ist diese wahrscheinlich so leer, wie der Kugelschreiber nach einem Tag in der Arztpraxis beim Ausfüllen von etlichen Formularen. Der Datenschutz ist leider nicht nur eine unerträgliche Bremse zur Weiterentwicklung des Gesundheitswesens, er gefährdet immer wieder auch deine Gesundheit. Wie schwerfällig und auch hinderlich der Datenschutz agiert, zeigt auch das Beispiel der Corona-Warn-App. Nach einer wochenlanger Diskussion haben die Deutsche Telekom und SAP im Auftrag der Bundesregierung im Jahr 2020 die „Corona-Warn-App" eingeführt, die dabei helfen sollte, die Kontakte von Corona-Infizierten nachzuvollziehen. Selbstverständlich hätte man die App schon viele Wochen zuvor auf den Markt bringen können, doch Streitigkeiten um die Sicherheit und Nutzung der Daten haben zu einer wochenlangen Verzögerung geführt. Die Diskussionen darüber ließen mit der Zeit nach, weil das vorgegebene Ziel der App nicht erreicht wurde. Die Nutzung gesundheitsbezogener Daten so einzuschränken, dass der Nutzen eben nicht eintritt, ist geradezu absurd. Noch schlimmer ist, dass es hierbei um die Volksgesundheit ging und damit ist nicht die Zeit ab Omikron gemeint, sondern die Pandemiephase aller vorherigen Varianten. Der Nutzen muss also abgewägt und einem möglichen Risiko gegenübergestellt werden. Aufs Individuum bezogen wird der Nutzen immer größer, je kränker der Mensch wird, stellt sich in solchen Situationen der Nutzen überproportional zum Risiko dar. Hierzu gibt es den berühmten Satz des ehemaligen Bundesgesundheitsministers Spahn: „Datenschutz ist nur was für Gesunde".

Statt weiter zu debattieren und infrage zu stellen, ob die Nutzung gesundheitsbezogener Daten sinnvoll ist, sollte sinnvollerweise konstruktiv überlegt werden, wie ein verantwortlicher und sicherer Umgang möglich ist und was man dafür braucht. Die damit verbundenen zahlreichen Chancen und Möglichkeiten dürfen nicht aus dem Blick geraten. Digitalisierung im Gesundheitswesen hat das Potenzial, z. B. Pflegekräften bei Dokumentationen zu entlasten, um mehr Zeit für den Patienten aufzubringen. Mehr und bessere Daten werden die Qualität der Diagnostik und Therapie deutlich anheben – und das ist der größte Nutzen.

➢ TAKEAWAY-MESSAGE

Da es sich bei der Digitalisierung gesundheitsbezogener Daten um personenbezogene Daten handelt, wird der gesellschaftliche Diskurs hierzu äußerst kritisch geführt. Zu kritisch, mit zu viel Skepsis und warnenden Stimmen, die vor einem Missbrauch der Daten warnen. Gleichzeitig zeigen die Debatten der vergangenen Jahre, dass die Bevölkerung seit Corona besser verstanden hat, wie wichtig Gesundheitsdaten sind. Du solltest selbst Nutzen und Risiko für dich abwägen.

Literatur:

Bertelsmann Stiftung (2018). #SmartHealthSystems Digitalisierungsstrategien im internationalen Vergleich, eingesehen unter: https://www.bertelsmann-stiftung.de/fileadmin/files/Projekte/Der_digitale_Patient/VV_SHS-Studie_Deutschland.pdf, Abruf 01/2023.

PwC (2019). Datensicherheit in Kliniken und Arztpraxen, eingesehen unter: https://www.pwc.de/de/gesundheitswesen-und-pharma/studie-zur-datensicherheit-in-kliniken-und-arztpraxen.html, Abruf 01/2023.

Symptome googeln – und Testament schreiben

Gonzo fragt oftmals das Internet, egal ob der Kühlschrank kaputt ist, wie er seinen Fahrradreifen reparieren soll und selbstverständlich auch, wenn er eine Frage zu seiner Gesundheit hat. Gerade in Sachen Gesundheit kommt für ihn das World Wide Web immer häufiger zum Einsatz und wird meist genutzt, bevor der Arzt aufgesucht wird. Somit wird der Arzt oftmals zur Zweitmeinung, da Dr. Google immer in der Hosentasche ist. Egal ob bei Schmerzen, Hautirritationen oder bei starken Gewichtsveränderungen. Das Vorgehen ist immer das Gleiche: Symptome gespürt – das Internet nach Bildern oder Erklärungen durchstöbert. Gonzo ist damit nicht allein. Viele Deutsche recherchieren Gesundheitsthemen im Internet. Und natürlich kann es sinnvoll sein, das Internet für eine erste Bewertung oder Beschreibung aufzusuchen. Schnell und anonym wird so eine Ersthilfe in Sachen gesundheitlicher Fragen gewährleistet. Manchmal wird dadurch der Gang zum Hausarzt erspart, weil die gefundene Beschreibung zur Symptomatik den Rat zur Beratungshilfe in einer Apotheke gibt oder lediglich eine Entwarnung abgeholt wird. Aber natürlich gibt es auch Situationen, wo die vermutete Lösung zum eigenen Krankheitsbild die falsche ist und wo jemand, wie eben der Arzt, dringend zur Kurskorrektur benötigt wird. Deshalb gilt nach wie vor: Wenn die Beschwerden anhalten, geht am Arztkontakt, ob nun in Präsenz oder telemedizinisch, kein Weg vorbei.

Symptome googeln erscheint mitunter wie ein Reflex unserer digitalen Gesellschaft. Immer mehr Menschen lassen sich durch das Internet mitunter soweit beeinflussen, dass sie schließlich sogar krank werden können. Damit wird eines klar. Die alleinige Fokussierung auf Symptome oder auf die Entstehung angstgetriebener Gedankengänge ist alles andere als eine gute Entwicklung. Wenn die Suche nach möglichen Krankheiten einen festen Platz im Leben einnimmt und eine Alltagsbeschäftigung darstellt, bezeichnet man dieses als Hypochondrie oder Cyberchondrie. Wird von den Nutzern Google verwendet, nennt man diese Gruppe auch „Google-

Hypochonder". Problematisch wird es, wenn du beispielsweise hinter einfachen und gut behandelbaren Symptomen zu viel hinterfragst und anfängst, etwas in die aktuelle Situation hineinzuinterpretieren. Du als Patient hast meistens keinen medizinischen Wissensstand, sondern bist Laie auf dem Gebiet. Du weißt daher oftmals nicht, ob medizinische Zusammenhänge vorliegen oder nicht, sodass folglich keine korrekte Diagnose erfolgt. Einzelne Symptome können auf unterschiedlichste Krankheiten hinweisen, sodass du als Laie im Krankheitsdschungel allein mit ihrer Erkundungstour bist. Neben einer fehlerhaften Diagnose kann der sogenannte Nocebo-Effekt entstehen. Negative Gedanken können genau wie ein Placebo wirken, wodurch die Heilung von Krankheiten reduziert oder verlangsamt oder aber echter Schaden am Körper und an der Seele hervorgerufen wird. Nicht-Experten finden beim Googeln die spektakulärsten Krankheiten. Diese Informationsflut kann nur von wenigen Menschen fachlich gefiltert werden, sodass überwiegend Angst und Ungewissheit bei den Googlern entstehen. Diese entstehenden Sorgen und Ängste führen oftmals zum Krankheitsgefühl bei den Symptom-Personen.

Solltest du dennoch weiterhin Google-Sucher von Krankheiten sein, dann achte bitte darauf, dass die Qualität der recherchierten Informationen passt. Die Einträge oder Seitenbeiträge sollten eine aktuelle qualitätsgesicherte Wissensquelle – wie beispielsweise ein medizinischer Fachverband oder eine Krankenkasse – darstellen. Die Informationen sollten aktuell sein und richte auch den Blick darauf, wer die Webseite oder das Portal betreut und die Verantwortlichkeit für den Inhalt trägt. Neben diesen Aspekten ist es zusätzlich sinnvoll, nicht nur eine Quelle zu nutzen, sondern die Recherche auszuweiten und sich mehrere Aussagen und Meinungen über das vorliegende Anliegen einzuholen. Am besten eignen sich Studien, die du beispielsweise über Google Scholar auffinden kannst. Aber auch diese musst du richtig lesen und interpretieren können. Die Aussagekraft und richtige Einschätzung einer Erstdiagnostik zur Symptomatik festigt sich dadurch, dass verschiedene Quellen die gleiche Krankheit hinter der gegoogelten Symptomatik identifizieren. Als vertrauenswürdige Webseiten gelten zudem die nicht-kommerziellen Quellen von Patienten-Information, Gesundheitsinformation oder Verbänden. Aber auch dann, wenn du nach eigener Internetrecherche eine für sich logisch klingende

Diagnose ermittelt hast, gilt es, ruhig zu bleiben. Beginne nicht, ein Testament zu schreiben, weil das Internet bei dir eine nicht heilbare Krankheit diagnostiziert, sondern suche Rat bei einem Arzt und bewerte erst dann den tatsächlichen Gesundheitsstatus. Die Selbstdiagnose via Internet kann einen Arztbesuch nicht ersetzen, sodass vor allem bei stärkeren oder lang anhaltenden Beschwerden der bereits erwähnte direkte Weg zum Spezialisten unumgänglich ist.

Bei chronisch kranken Patienten wird es durch das Internet so sein, dass diese ihre Symptome besser einschätzen können und Expertenwissen nach und nach aufgebaut haben, um Spreu vom Weizen besser trennen zu können. Im Internet gibt es genug Informationen. Es geht eher darum, die Guten von den Schlechten zu trennen. Für jedes Pro-Argument gibt es irgendwo ein Contra-Argument und gerade im medizinischen Fachbereich ist es so, dass diese keine eindeutige Wissenschaft ist und die Erfahrung beispielsweise bei der Zusammenführung von Gesundheitsdaten und klinischen Symptomen eine wichtige Rolle spielt. Deshalb gilt es für dich als smarten Patienten: Symptome googeln ist mutig und manchmal ist es besser, sich stattdessen einen Netflix-Film anzuschauen.

➢ TAKEAWAY-MESSAGE

Immer mehr Menschen googeln ihre Symptome und suchen dann ihren Arzt auf. Der smarte Patient versucht, im Informationsdschungel die Spreu vom Weizen zu trennen und eine sinnvolle Einschätzung vorzunehmen. Von einem kritischen und reflektierten Umgang mit Dr. Google können in Zukunft wiederum Arzt und Patient – also beide Seiten – profitieren.

Literatur:

Hübner, M., Schlingensiepen, I. (2017). Viele Ärzte reagieren allergisch auf „Dr. Google". HNO Nachrichten 47, S. 45.

Gesundheit & Games – sich gesund daddeln

Gandolf verbringt mehrere Stunden täglich am Smartphone. Im Durchschnitt zeigt sein Smartphone rund 6,5 Stunden Nutzungszeit pro Tag an. Die Technik bietet immer mehr Möglichkeiten. Das Smartphone dient längst nicht mehr nur dem Telefonieren: chatten, fotografieren und spielen sind weitere Optionen, sie dienen dem Zeitvertreib. Gandolf hat allerdings auch herausgefunden, dass es Spiele gibt, die ihn gesünder machen können, was er sehr interessant findet.

Der Markt für sogenannte Serious Games ist groß. Das sind Spiele, die einen ernsten Hintergrund haben. Verschiedene Themenfelder können bedient werden, verbunden mit einfachen und konkreten sowie oft spielerisch gestalteten Inhalten. Hoch im Kurs stehen Apps, die bei einer Sucht spielerisch helfen sollen, etwa der des Rauchens. Natürlich wird man hier nicht rund um die Uhr überwacht, auch wird die Sucht nicht geschwächt, jedoch sind unterschiedliche Arten geboten, die Motivation zu unterstützen. Etwa durch Spiele oder den Gedanken daran, wie viel Geld du bereits gespart hast, kann deine Willensstärke beeinflusst werden. Das folgende Beispiel klingt paradox, aber eine große gesetzliche Krankenkasse bietet ein Online-Spiel an, das präventiv gegen Spielsucht bei Kindern und Jugendlichen genutzt wird. Also eine App gegen Computerspielsucht.

Es lässt sich festhalten, dass digitale Angebote in Form von Serious Games im Gesundheitswesen stetig steigen. Insbesondere Apps dienen dem Zweck, durch eine einfache und unkomplizierte Nutzung lehrende und lernende Aspekte zu berücksichtigen und dabei auch noch Spaß zu haben. Das Angebot hierfür ist vielfältig und lässt kaum Wünsche offen. Wissenschaftliche Hintergründe sowie die tatsächliche Wirksamkeit von einzelnen Anwendungen sind in einigen Fällen noch ungeklärt. Es kann allerdings davon ausgegangen werden, dass die spielerische Herangehensweise eine große Kraft entfalten kann, da der Zugang niederschwellig ist und das ganze Unterfangen auch noch Spaß macht. So gibt es beispielsweise heute schon Anwendungen, bei denen Bewohner in Pflegeheimen auf einem Stuhl sitzend mit wenigen Bewegungen ein Motorrad fahren können oder mit einer Handbewegung bowlen. Es sind minimale Bewegungen vonnöten, sodass diese Spiele bis ins hohe Alter durchgeführt werden können. Auch die danebenstehenden Zuschauer bringen sich in das Geschehen ein und haben einen sozialen Treffpunkt oder gar eine Challenge untereinander. Durch die immer einfachere, miniaturhafte und kostengünstigere Technik werden derartige Spiele in den Alltag integriert und von jung bis alt einzeln und auch miteinander genutzt. Die Wirkung von Serious Games kann auf diese Art und Weise auf immer größere Nutzung zugreifen, um diese im Laufe der Zeit weiter zu evaluieren. Sich spielerisch Wissen anzueignen und auch spielerisch zu bewegen, nimmt sowohl zu Hause, im Fitnessstudio als auch auf der Arbeit einen immer größer werdenden Raum ein.

Spielerisch lernen macht Spaß und ist gesund. Auf diese unterschwellige Art und Weise können Gesundheitsinformationen konsumiert und das Verständnis für Gesundheit erhöht werden. Auch gibt es Ansätze in der Diagnostik und Therapie, z. B. bei Diabetes, Krebs, Asthma und anderen Erkrankungen. Gerade in der Gesundheitsförderung bilden Spiele eine wichtige neue Säule, da sich Bewegung und Spiele auf digital projizierten Leinwänden oder Konsolen gut kombinieren lassen. Auch in der Rehabilitation gibt es hier zahlreiche Anwendungsfelder wie z. B. bei Schlaganfallpatienten, die spielerisch im digitalen Raum ihre Bewegungen üben. Es gibt verschiedene Genres wie Actionspiele, Rollenspiele, Shootergames, Adventure-Games bis hin zu Sport- und Bewegungsspielen. Die Nutzung digitaler Medien birgt allerdings auch das Risiko, selbst zur Sucht zu werden. So erging es auch Gandolf. Hinreichend bekannt ist in diesem Zusammenhang die Spielsucht, die vom Analogen zum Digitalen nochmals erheblich zugenommen hat. Nutzungszeiten vom Mobilphone können Rückschlüsse in eine solche Richtung geben. Eltern müssen ihre Kinder auch diesbezüglich im Blick haben.

➢ TAKEAWAY-MESSAGE

Serious Games stellen einen interessanten Ansatz dar, um sich Gesundheit spielerisch zu nähern. So wird Gesundheitswissen auf eine unterschwellige und leichte Art und Weise vermittelt. Probiere es einfach aus – ob in deinem Sportstudio oder in einem App Store im Games-Bereich. Du wirst überrascht sein, was heute alles schon möglich ist. Digitalisierung kann Spaß machen und ganz nebenbei die Gesundheit verbessern. Setze deine Gesundheit nicht aufs Spiel.

Literatur:

Bei der hier erwähnten App handelt es sich um die App der DAK Gesundheit mit dem Namen „Retter der Zukunft", die zur Suchtprävention bei Azubis im Betrieb genutzt wird.

Wiemeyer, J. (2010). Gesundheit auf dem Spiel?–Serious Games in Prävention und Rehabilitation. Deutsche Zeitschrift für Sportmedizin, 61(11), S. 252-257.

Rheinische Post (2022). Virtual Reality für Schlaganfall-Patienten, https://rp-online.de/info/consent-remake/, Stand 01/2023.

Digital Detox – das Bikini-Prinzip

Claudia hat verschiedene Rituale, die sie gerne pflegt. Abends noch einmal schnell die privaten und beruflichen E-Mails checken, auf der Couch einen Blick auf Facebook und Instagram werfen und dann endlich die zahlreichen Nachrichten beantworten, die sich im Laufe des Tages angehäuft haben. Dann auch noch schnell die letzte Podcast-Folge der Lieblingssendung hören und am nächsten Morgen mit virtuellem Yoga in den Tag starten. Parallel dazu notiert Alexa von Amazon die Einkaufsliste und erinnert sie daran, dass später der Paketbote vorbeikommt. Wir konsumieren täglich neue Nachrichten, sind von Informationen und News überflutet. Und so besteht heute kein Zweifel daran, dass unsere digitale Welt viel größer und vernetzter, aber auch weitaus komplexer geworden ist. Hast du mal darüber nachgedacht, wie häufig du im Laufe des Tages auf dein Smartphone schaust? Welche digitalen Tools du im Haushalt, Auto und im Berufsleben nutzt? Hast du eigentlich noch einen Überblick darüber, wie viel Zeit deines Lebens du online verbringst?

Die Möglichkeiten der Digitalisierung sind unfassbar vielseitig und facettenreich. Gleichzeitig haben diverse Studien den Faktor Stress belegt, der mit übermäßiger Internetnutzung einhergehen kann. Ebenso steht fest, dass ein solches Nutzerverhalten negative Folgen auf unsere Gesundheit haben kann. Dies ist nicht verwunderlich, hat uns doch niemand auf eine digitale Welt vorbereitet. Kein Wunder, dass immer mehr Menschen bereits heute, im wahrsten Sinne des Wortes, im Offline-Urlaub einfach mal „abschalten" möchten. „Digital Detox" (digitale Entgiftung) und „Retreats" (Rückzug) stehen hoch im Kurs. Es gibt inzwischen zahlreiche Angebote, die digitale Welt außerhalb der eigenen vier Wände zu verlassen, um neue Energie zu tanken. Denn Digitalisierung raubt nicht nur den technischen Geräten Energie, sondern auch uns selbst! Einfach mal „back to the roots", raus aus dem Elektrosmog der digitalen Welt! Dies gilt keineswegs nur für Jüngere. Auch ältere Generationen kämpfen im Zeitalter der Digitalisierung mit den erhöhten technischen Anforderungen, die belastend sein können. Doch was, wenn es uns nicht mehr gelingt, abzuschalten? Bereits heute kämpfen wir – vor allem zunehmend Kinder und Jugendliche – damit, die Ambivalenz der modernen Welt auszuhalten und mit dem Spannungsfeld on- und offline umzugehen. Die fortschreitende Digitalisierung innerhalb der heutigen Berufswelt ermöglicht es uns, immer schneller, leistungsfähiger und effizienter zu arbeiten. Dadurch steigt die Arbeitsverdichtung, der eigene Leistungsdruck an sich selbst und der Konkurrenzdruck, weshalb Stress ubiquitär ist.

Eins ist schon heute klar: Die Herausforderungen im Alltag nehmen weiter zu und du musst lernen, mit den gesteigerten Anforderungen einer digitalen und komplexen Welt umzugehen. Da hat jeder seine eigenen Strategien. Die einen nehmen sich am Stück Zeit, um sich vom Smartphone und anderen technischen Geräten über einen größeren Zeitabschnitt zu lösen, andere wiederum pflegen täglich Rituale, um die Balance zu halten. Verschiedene Studien haben gezeigt, dass wir uns am Bikini-Prinzip orientieren sollten, d. h. so viel Digitalisierung wie nötig und so wenig wie möglich zuzulassen. Wir müssen lernen, zu differenzieren, unsere Grenzen zu definieren und einzuhalten.

Aber bei aller Sorge um den Digital Detox müssen wir auch die Chancen würdigen, welche darin liegen, ubiquitär Informationen zu bekommen, im ständigen Kontakt mit unseren Liebsten zu sein und alle anderen Vorteile der Digitalisierung zu nutzen, die dazu führen, dass wir gerne das Smartphone mehrmals die Stunde in die Hand nehmen. Es ist wie so oft im Leben und das weiß auch Claudia: „Die Dosis macht das Gift". Deswegen musst du auch für dich überlegen, wie oft du Informationen brauchst und wie oft du bewusst darauf verzichtest.

➢ TAKEAWAY-MESSAGE

Du wirst täglich von Informationen und Neuigkeiten überflutet und kannst diesem Reiz kaum widerstehen. Der ständige Drang danach, kurz deine E-Mails zu checken oder schnell noch online etwas zu erledigen, kann das den Stresslevel hochhalten. Also lass dein Smartphone doch einfach mal links liegen und geh offline. Einfach mal abschalten, du hast es dir verdient. Beginne mit dem bewussten Abschalten während eines Konzerts oder eines Kaffeetrinkens.

Literatur:

Jacobi, F, Höfler, M. (2016). Erratum zu: Studie zur Gesundheit Erwachsener in Deutschland und ihr Zusatzmodul „Psychische Gesundheit“ (DEGS1-MH). Nervenarzt 87(1), S. 88-90.

Dobelli, R. (2019). Die Kunst des digitalen Lebens: Wie Sie auf News verzichten und die Informationsflut meistern. Piper ebooks.

Ernährung digital – erst ein Foto, dann lauwarmes Essen

Rund neunzig Prozent der Menschen in Deutschland besitzen ein Smartphone. Wann hast du das letzte Mal das Haus ohne Handy verlassen? Vielleicht genauso oft, wie du auch Schlüssel, Portemonnaie und Mund-Nasen-Schutz während der Corona-Phase zu Hause vergessen hast. Für Timo ist das Gerät nicht mehr wegzudenken. Dabei rückt der Aspekt des mobilen Telefonierens für ihn schon fast in den Hintergrund, wenn man die zahlreichen Funktionen gedanklich durchgeht: Musik hören, Filme und Videos ansehen, Nachrichten austauschen, Fotos erstellen und bearbeiten, Navigation etc. Insbesondere gesundheitsrelevante Angebote (Lifestyle- und Health-Apps) sind auf dem Vormarsch. Nicht verwunderlich, denn sowohl die Zahl der chronischen Erkrankungen (Adipositas, Diabetes mellitus Typ 2 oder Herz-Kreislauf), als auch Nahrungs- und Lebensmittelallergien haben deutlich zugenommen. Wenn du Allergiker bist oder an einer chronischen Erkrankung leidest, musst du gewisse Aspekte deiner Ernährung beachten. Eventuell benötigst du bestimmte Nahrungsmittel oder Nahrungsergänzungsmittel. Vielleicht musst du aber auch auf den einen oder anderen Zusatzstoff verzichten. Hier den Überblick zu bewahren, ist ohne eine intelligente Hilfe sehr anspruchsvoll und zeitintensiv. Ernährungs-Apps bieten Abhilfe und ermöglichen dir beispielsweise, Kochrezepte auf deine Bedürfnisse abzustimmen. Neben Rezepten kannst du dir auch via QR-Code mitten im Lebensmittelgeschäft die Inhaltsstoffe des ausgesuchten Produkts anzeigen lassen. Das schließt automatisch aus, dass du unwissentlich gesundheitsgefährdende Stoffe zu dir nimmst, vor allem, wenn du diese zuvor in der App notiert hast. Ebenfalls stellen Apps auch für bestimmte Ernährungstypen wie Veganer, Frutarier, Pescetarier, Vegetarier usw. Rezepte zusammen und orientieren sich somit am neuen Gesundheitsbewusstsein unserer Gesellschaft. Die Entwicklungen der Ernährungs-Apps gehen noch weiter. Du machst ein Foto von deinem Essen und die App blendet hierzu interessante Angaben ein. So siehst du, wie sich beispielsweise Nährstoffe zusammensetzen oder wie hoch die Kalorien deiner Mahlzeit sind. Des Weiteren helfen dir Ernährungs-Apps dabei, dein Bewusstsein für das eigene Körpergewicht zu steigern. Hierzu werden Ernährungstipps zur Gewichtsreduzierung oder eine Erinnerung an das ausreichende Trinken von Wasser auf deinem Display angezeigt. Die Gegenüberstellung deiner Gesundheitsziele mit den Ergebnissen der gesammelten Daten bietet nicht nur dir Kontrollmöglichkeiten, sondern den Ärzten eine effizientere Betreuung und Behandlungsplanung. Doch nicht alle Apps funktionieren einwandfrei. Nicht immer sind Ernährungsinformationen oder Handlungsempfehlungen der Apps unabhängig, korrekt, aktuell und damit vertrauenswürdig. Deshalb lohnt es sich, vor dem Herunterladen Informationen zu der angedachten App zu lesen.

Der Ernährungstrend wird begleitet vom sogenannten Food-Trend, der aus reinem Verlangen nach Selbstdarstellung entstanden ist. Essen ist einer der besonders wichtigen Indikatoren für Gruppenmitgliedschaft und soziale Milieus, denen man angehört oder angehören möchte. Die Gesellschaft leitet daraus ab, welcher sozialen Schicht jemand zugehört. Forscher nehmen sogar an, dass selbst Politiker sogenannte Food-Pictures nutzen, um einen gewissen Status nach außen hin zu präsentieren. Einerseits wird symbolisiert, was sich jemand an Nahrungsmitteln und deren Qualität leisten kann, andererseits kann damit auch die Verbundenheit zur Gesellschaft und das Nachhaltigkeitsbewusstsein ausgedrückt werden. Laut diversen Umfragen hat jeder dritte Deutsche schon einmal sein Essen abgelichtet. Gehörst auch du dazu? Wenn nicht, kannst du dich ja mal in den sozialen Medien umschauen. Allein auf Instagram findet man unter dem Hashtag „#foodporn“ mittlerweile eine dreistellige Millionenzahl von Bildern. Obwohl das Fotografieren dazu führt, dass das Essen nicht selten lauwarm, manchmal sogar kalt eingenommen wird, haben Forscher herausgefunden, dass das fotografierte Essen für mehr Genuss und einen besseren Geschmack sorgt. Deswegen macht Timo es regelmäßig: Essen fotografieren und sich später noch daran erfreuen. Wie lange das sogenannte Foodporn-Phänomen anhält, hängt von den Likes ab, die die Macher zum Weitermachen bestärken. Du kannst es bei der nächsten Mahlzeit gerne mal selbst ausprobieren und dir eine Meinung dazu bilden. Eine weitere interessante Entwicklung ist, dass viele der erwähnten Ernährungs-Apps selbst gemachte Bilder nutzen, um dir die Nährwerte anzuzeigen und diese mit deinen Ernährungszielen abzugleichen.

➢ TAKEAWAY-MESSAGE

Essen gehört unzweifelhaft zur Achtsamkeitslehre. Achtsames Verhalten in Bezug auf Nahrung zeigt sich im Alltag unzweifelhaft viel zu selten. Daher ist es eine andere Form des Genusses, wenn man sich vorab mit der Speise auseinandersetzt. Aber ist es deshalb sinnvoll, jede Mahlzeit abzulichten und anschließend auf Likes zu warten? Wäre es nicht sinnvoller, erst dann ein Bild deiner Mahlzeit zu machen, wenn du weitere Informationen zu den Nährwerten erhältst? Eventuell sogar eine Warnung, wenn du vorab in die App bestimmte Krankheitsbilder und Unverträglichkeiten eingetragen hast? Vielleicht ist es dann verständlicher, wenn man wegen eines Schnappschusses seine Mahlzeit lauwarm zu sich nehmen muss.

Literatur:

DGE (2019). Wie wirkt sich die Digitalisierung auf Ernährungsverhalten und -beratung aus?, Presse, DGE aktuell 19/2019, URL: https://www.dge.de/presse/pm/wie-wirkt-sich-die-digitalisierung-auf-ernaehrungsverhalten-und-beratung-aus/, Abruf 01/2023.

Klostermeier, T. (2019). Studie zeigt: So gut kann man mit Ernährungs-Apps abnehmen, URL: https://curved.de/news/studie-zeigt-so-gut-kann-man-mit-ernaehrungs-apps-abnehmen-647788, Abruf 01/2023.

Rothaas, J. (2019). Schmeckt uns das Essen nach dem Fotografieren wirklich besser?, sueddeutsche, 2019, URL: https://www.sueddeutsche.de/digital/essen-instagram-posten-1.4402134, Abruf 01/2023.

Universität Konstanz, DAL (2020). Was bringen Ernährungs-Apps?, URL: https://www.wissen.de/was-bringen-ernaehrungs-apps, Abruf 01/2023.

Weiß, R. (2018). Ein Psychologe erklärt: Darum fotografieren so viele Menschen ihr Essen, 2018, URL: https://www.stern.de/neon/wilde-welt/foodporn--warum-wir-unser-essen-eigentlich-fotografieren-7879792.html, Abruf 01/2023.

Bewegung digital – den analogen Schweinehund bekämpfen

Du fragst dich an der Stelle vielleicht, ob die Digitalisierung nicht besser vor dem Fitnessstudio halt machen sollte, schließlich kann man sein Smartphone im Umkleidespind einschließen und den Sport dazu nutzen, um den vielfach erhofften Abstand vom schnellen und digitalen Leben zu bekommen. Kann man, es geht aber auch anders. So auch Dennis, der ohne Smartphone erst gar nicht ins Fitnessstudio geht. Als die internationale Leitmesse für Fitness und Bodybuilding (FIBO) im Jahr 1985 das erste Mal eröffnete, hing noch das Bodyidol Arnold Schwarzenegger an den Wänden. Fitnessstudios waren damals noch der Ort, bei dem die einzige Informationsübertragung über das Spiegelbild auf die stählernen Körper und das dudelnde Radio Madonna, Prince und Falko erfolgte. Heute ist die FIBO in Köln eine internationale Leitmesse für Fitness, Wellness & (digitale) Gesundheit. Fitness ist immer noch ein Statussymbol. Gesundheit ist heute aber wichtiger als Bizeps. Und smartes Training ist wichtiger als Anabolika.

Die Fitnessbranche zählt zu den weltweit am stärksten wachsenden Branchen. In der Wachstumsanalyse zeigt sich zudem ein Wandel von dem klassischen Training hin zu sportmedizinischen Fitnessstudios (Medical Fitness). Und darüber hinaus auch ein Wandel zwischen analogem Selbstexperiment an der Hantelstange hin zu einem durch Maschinen angeleiteten Training. Durch die gestiegene Souveränität der Fitnesskunden, das ausgedehnte Bewusstsein für Selbstbestimmung und die neuen Möglichkeiten digitaler Informationsbeschaffung und -nutzung ist der Trend zu Medical Fitness gestiegen. Gerade die Bewegung spielt im Bereich der Gesundheitsförderung und Prävention eine Schlüsselrolle in der Gesundheitsversorgung. Konkret existieren epidemiologische Daten, die sowohl eine Absenkung des Herz-Kreislauf-Risikos, aber auch des Krebsentstehungsrisikos zeigen. Darauf aufbauend weisen nationale und internationale Leitlinien der Weltgesundheitsorganisation (WHO) auf die Wichtigkeit von Bewegung im Bereich der Primärprävention hin. Dabei ist die Dosis der

Bewegung entscheidend; dies bedeutet, dass ein gewisses Maß an Bewegung geleistet werden muss, um tatsächlich z. B. das Herzinfarkt- und Krebsrisiko zu senken. Durch die digitale Transformation der Fitnessbranche entstehen neue Möglichkeiten, um die Bewegung messbar zu machen und dadurch auch für dich zu bewerten. Gleichzeitig ermöglicht die konsequente Integration epidemiologischer medizinischer Studienergebnisse eine Visualisierung des Trainingserfolges im Hinblick auf eine Verringerung von Erkrankungsrisiken. Dadurch kann ein Zusatznutzen sowohl für dich persönlich, aber auch aus der Perspektive der Gesellschaft entstehen.

Ein neues Jahr beginnt meist mit selbst gesetzten Vorsätzen, wie beispielsweise einer höheren sportlichen Aktivität im Vergleich zum Vorjahr. Jedoch gibt es auch immer wieder viele Gründe, warum man die Joggingschuhe dann doch im Schrank stehen lässt und die guten Vorsätze lieber auf die zweite Jahreshälfte verschiebt. Gehörst du wie Dennis eher zur Kategorie Sportmuffel oder kennst du den Anblick von ausgefransten Schnürsenkeln? Natürlich weißt du, dass Bewegung gut für dich ist, allerdings gibt es zwischen Theorie und Praxis einen großen Unterschied. Es erreicht schließlich nur ungefähr jeder zweite Deutsche laut Weltgesundheitsorganisation (WHO) ein ausreichendes Aktivitätsniveau. Und ganz im Ernst, wenn Bewegung beim Arzt verschrieben werden könnte, wäre diese wohl das am häufigsten verschriebene Arzneimittel.

Wusstest du, dass du durch regelmäßige Bewegung sogar dein Erbgut stabilisieren kannst, sodass das Entstehungsrisiko von Krankheiten wie Krebs gesenkt werden kann? Das ist ein Prinzip, das auch von der Nobelpreisträgerin Elizabeth Blackburn erforscht und bestätigt wurde. Denn jede Körperzelle enthält 46 Chromosomen, auf denen deine Erbinformationen gespeichert sind. Du kannst dir die Chromosomen bildlich wie Schuhbänder vorstellen. An den Enden der Schuhbänder befinden sich Verstärkungen aus Plastik, die ein Ausfransen verhindern. In der Medizin werden diese Verstärker Telomere genannt. Diese dienen als biologische Uhr und zeigen das Zellalter an. Im Gegensatz zum Lebensalter (die Uhr tickt immer gleich) können Telomere langsamer und schneller altern, oder sogar stehen bleiben und somit nicht weiter altern. Somit können diese Telomere als Schutzkappen der Chromosomen gesehen werden. Je älter du wirst, desto kürzer werden diese Schutzkappen und umso anfälliger wirst du für Erkrankungen. Durch deine Lebensweise kannst du deinen Alterungsprozess zumindest teilweise selbst beeinflussen. Und genau hier setzt die Digitalisierung an. Mithilfe von Gesundheits-Apps kannst du deine Bewegung erfassen, und dazu gehören eben auch moderate Bewegungen wie Fensterputzen oder Autofahren. Die Einstufung der einzelnen Bewegungsformen basiert auf der in der Sportmedizin üblichen internationalen Klassifikation – dem Metabolischen Äquivalent (MET). Mithilfe von Wochenzielen kannst du – wie bei Weight Watchers hinsichtlich des Gewichtes – Punkte sammeln, deine Bewegung digital darstellen und so die individuelle Krebswahrscheinlichkeit aktiv verringern. Das besonders Interessante daran ist, dass du selbst etwas aktiv gegen Krebs tun kannst und nicht nur passiv behandelt wirst.

Aus der Literatur sind verhaltensökonomische Ansätze bekannt, die darauf hinweisen, dass sich das Verhalten von Menschen hinsichtlich ihrer Zielsetzung als auch der Einhaltung von Vereinbarungen steigern lässt, beispielsweise durch Motivation. Und wieso sollte das bei Sport anders sein? Doch was bedeutet das alles für dich? Im Folgenden sind ein paar konkrete Beispiele aufgeführt. Bevor du zum Sport gehst, nimmst du das Wichtigste mit. Vielleicht hast du auch schon einen Fitnesstracker am Handgelenk. So können Schritte, bewältigte Treppen, Puls und Blutdruck und mittlerweile auch ein Elektrokardiogramm (EKG), das Herzschlagvolumen, der Sauerstoffgehalt oder z. B. Blutzuckerwerte angezeigt werden. Die Liste messbarer Parameter lässt sich noch deutlich erweitern. Auf diese Weise hast du während des Fitnesstrainings und vielleicht auch schon davor und danach alle Werte im Blick. Mit dem Gummibändchen um das andere Handgelenk loggst du dich an der Kasse ein und bezahlst am Fitness-Automaten deinen Eiweißshake, bei dem die genaue Grammzahl des Eiweißes auf dich bereits abgestimmt ist – auch dafür braucht es heute kein Personal mehr in den Studios. Du rufst auf deinem Smartphone deinen digitalen Trainingsplan auf und siehst weiterhin, dass einer deiner beiden besten Freunde heute schon trainiert hat und der andere sich derzeit ebenso beim Training befindet. Dies könnte dich dann noch einmal motivieren, dein Tagesziel zu erreichen. Erinnerst du dich noch an die gute Zeit, als man im Fitnessstudio zwischen den Geräten herumgeirrt ist und mal hier, mal da sein Handtuch auf ein Gerät, das einem als passend zur

Muskelgruppe erschien, legte und das ungefähre Gewicht auflegte? Auch diese Zeit ist vielerorts vorbei. Heute loggst du dich mit deinem Bändchen beim Circle-Training ein, und die Maschine stellt sich automatisch auf deine gespeicherten Werte ein. Du hast nun je eine Minute je Trainingseinheit und eine Minute Pause zwischen den Geräten, während alle synchron um dich herum trainieren. Aber auch die Bewegungen selbst werden auf einem großen Bildschirm vor dir angezeigt, sodass du die Übungen gut verständlicher nach Anleitung durchführen kannst (z. B. in dem du eine Kugel durch eine virtuelle Bahn mit ihrer Kraft und Geschwindigkeit manövrierst) und deine Scores und Vergleichswerte vor dir digital angezeigt hast. Während du trainierst, strengst du dich besonders an, weil du auf der virtuellen Rangliste dieser Übung schließlich deinen Platz verteidigen willst und dazu die notwendigen Punkte einsammeln musst. Das ganze Training wird mit Mittelwerten und Statistiken angereichert sowie einer schier unzähligen Anzahl an Erklärvideos, Ernährungstipps, silbernen und goldenen virtuellen Pokalen und Grußbotschaften deines virtuellen Gesundheitstrainers.

Das ist aber sicherlich alles nur der Anfang des Einzuges der Digitalisierung in die Fitnessbranche. Um deinem analogen Schweinehund zu begegnen, kannst du dich künftig eines virtuellen Personal-Trainers bedienen, den du dir auch leisten kannst. Und einen Termin musst du auch nicht mit ihm ausmachen, denn er ist im Grunde genommen bereits in deiner Jogginghose. Dein innerer Schweinehund wird gegen den Terminator in deinem Smartphone keine Chance haben. Spätestens seitdem du die Elektrische Muskelstimulation (EMS) kennst, ist dir klar geworden, dass du (nach Angaben der Anbieter) einen maximalen Trainingseffekt mit minimalem Zeitaufwand haben kannst.

Aber es geht in Zukunft vielleicht auch noch ganz anders. Dennis setzt sich zu Hause eine Virtual-Reality-Brille auf und trainiert an einem Strand in Thailand mit seinem prominenten Lieblingssportler als Personal Coach. Dieser hat eine Künstliche Intelligenz und einen Chatbot, gibt Antworten auf seine Fragen und spornt ihn zudem bei jeder Bewegung an. Wem das nicht genügt, der sieht sein eigenes zukünftiges untrainiertes „digitales Ich" in ein paar Jahrzehnten einen Burger essen und weiß spätestens dann, warum er sich heute zu Hause oder im Studio quält.

➢ TAKEAWAY-MESSAGE

Digitale Transformation ist auch in der am stärksten wachsenden Branche, dem Fitnessmarkt, angekommen und revolutioniert das klassische Training. Es gibt inzwischen zahlreiche neue und innovative Möglichkeiten, die eigene Fitness digital im Blick zu haben und die Leistungsfähigkeit zu optimieren. Das zahlt sich aus, denn wissenschaftliche Studien belegen, dass es sich lohnt, den „inneren Schweinehund" zu überwinden. Wenn du dich an deinen Fitnessplan hältst, dann kannst du das Risiko minimieren, an bestimmten Krankheiten zu erkranken. Doch ganz egal, ob du den neuen und innovativen Fitness-Trends folgst oder klassische Kniebeugen und Liegestütze machst: Bewegung tut gut und stärkt unser Immunsystem.

Literatur:

Geidl, W., Schlesinger, S., Mino, E., Miranda, L., Ryan, A., Bartsch, K., Janz, L. & Pfeifer, K. (2019). Dose–response relationship between physical activity and mortality in people with non-communicable diseases: a study protocol for the systematic review and meta-analysis of cohort studies. BMJ open, 9(9), e028653.

Blackburn, Elizabeth, and Elissa Epel. Die Entschlüsselung des Alterns: Der Telomer-Effekt-Von der Nobelpreisträgerin Elizabeth Blackburn. Mosaik Verlag, 2017.

Hardey, M. (2019). On the body of the consumer: performance-seeking with wearables and health and fitness apps. Sociology of health & illness, 41(6), pp. 991-1004.

Orlemann, T., Sperber, K., Reljic, D., Herrmann, H. J., Meyer, J., Atreya, R. & Zopf, Y. (2018). Einfluss von körperlichem Training in Form von Ganzkörper-Elektromuskeltstimulation (WB-EMS) und individueller Ernährungstherapie auf Patienten mit einer chronisch entzündlichen Darmerkrankung: Ausblick einer kontrolliert randomisierten Pilotstudie. Zeitschrift für Gastroenterologie, 56(08), KV-048.

Schlaf digital – Bist du eine Lerche oder eine Eule?

Kennst du die Situation, im Bett zu liegen und nicht einschlafen zu können oder in der Nacht zwischen den einzelnen Schlafphasen wach zu werden? So geht es Dominik, der oft nachts an die Decke starrt und sich dann wundert, dass es so schnell wieder hell geworden ist. Millionen Deutsche leiden an Einschlaf- und Durchschlafstörungen. Jeder Dritte empfindet seinen Schlaf derart schlecht, dass sich selbst nach ausreichender Schlafdauer der Körper nicht erholt und ausgeruht fühlt. Und jeder Zehnte leidet sogar an einer chronischen Schlafstörung.

Schlafstörungen können verschiedene Ursachen zugrunde liegen. Meistens liegt es an Medikamenten, unregelmäßigen Arbeitszeiten, Stress oder einer Kombination der vorher genannten Gründe. Gesteuert wird der Schlaf-Wach-Rhythmus des Körpers vorwiegend durch Hormone. Dein Körper zeigt durch die Schlafunterbrechungen, dass irgendetwas mit deinem Schlaf nicht in Ordnung ist. Der heutige Konsum von digitalen Medien ist ein weiterer beeinflussender Faktor auf Schlafdauer und Schlafqualität. Demnach wird von Experten empfohlen, keine digitalen Geräte in näherer Umgebung des Schlafplatzes aufzustellen und mindestens eine Stunde vor dem Zubettgehen das Smartphone oder den Laptop nicht mehr zu benutzen. Das sogenannte blaue Licht, welches einen hohen Blauanteil aufweist und beispielsweise im Tageslicht und in Bildschirmen mit LED-(Hintergrund-)Beleuchtung vorkommt, kann die Ausschüttung des entspannungsfördernden Hormons Melatonin reduzieren und zugleich die des Stresshormons Kortisol fördern. Eine Folge davon ist das Ausbleiben der Müdigkeit. Für die Gesundheit des Körpers ist es sehr wichtig, eine nächtliche Regeneration zu durchlaufen. Daher solltest du dich mit neuen Möglichkeiten vertraut machen, wie du einen gesunden Schlaf fördern kannst. Wusstest du, dass dein Smartphone bereits automatisch oder per Zeitschaltung zwischen den Displaytönen im Tag- und Nacht-Modus wechseln kann? Abends wird das blaue Licht durch warme Gelbtöne ausgetauscht oder der weiße Hintergrund durch einen schwarzen getauscht. Das ist allerdings nur der Anfang.

Insbesondere in der heutigen, schnelllebigen und leistungsfokussierten Zeit ist es wichtig, auf den Schlaf zu achten. Denn die Schlafqualität und -dauer begleitet und beeinflusst unsere Leistungs- und Konzentrationsfähigkeit im gesamten Tagesverlauf. Eine Schlaf-App kann während des Schlafs die verschiedenen Phasen einzeln analysieren und mit einer Gesamtauswertung abschließen. Diese gibt dir Anhaltspunkte darüber, wie du deinen Schlaf verbessern und somit agiler in den Tag starten kannst. Manche Apps bieten auch ein Online-Schlaftraining an, welches auf kognitiver Verhaltenstherapie basiert. Bevor ein Trainingsplan erstellt wird, wird der Schlaf überwacht und analysiert, um dir den Schlaf und dein eigenes Schlafverhalten näherzubringen. Von zu Hause aus wirst du darin geschult, Übungen und Methoden selbstständig durchzuführen. Für die Datenbeschaffung kann man in einigen Apps auch einen Beschleunigungsmesser aktivieren. Über das Mikrofon wird aufgezeichnet, wann und wie intensiv du dich im Schlaf bewegst, ob du schnarchst, welche Umgebungsgeräusche auftreten und zu welchem Zeitpunkt du einschläfst und wieder aufwachst. Einige Fitnesstracker enthalten bereits ebenfalls diese Funktionen und bieten zusätzliche Schlafanalysen an. Die Aufzeichnung ist meistens durch die Handgelenkspositionierung noch genauer als eine App auf dem Smartphone. Außerdem vermeidest du so das blaue Licht des Smartphone-Displays. Eine andere digitale Anwendung ist der Schlafzyklustracker für die Matratze. Eine Sensormatte bietet eine Kopplung an Smart-Home-fähige Geräte wie Lichtschalter oder Musikboxen, sodass diese automatisch, anhand der gemessenen Werte, ein- und ausgeschaltet werden können. Geräusche und Farben werden somit deinem Schlaf automatisch angepasst. Eine nächste Gesundheitstechnologie ist das Schlafstirnband. Dieses soll, neben der Auswertung des Schlafverhaltens, den Schlaf aktiv verbessern können. Während des Schlafens werden besondere Klänge abgespielt, sodass du – trotz gleicher Schlafzeit – fitter und ausgeruhter den Tag beginnen kannst. Beachte jedoch, dass es im Zeitverlauf verlockend sein kann, sich auf die reine Datenerhebung zu verlassen. Nur weil dir die Ergebnisse suggerieren, dass du einen schlechten Schlaf hast, muss das nicht stimmen und sich vor allem nicht so anfühlen.

Höre weiterhin auf deinen Körper. Wichtig ist zudem, dass du bei ungewöhnlichen Messergebnissen nicht gleich in Panik verfällst. Jede eingesetzte Technologie kann Fehler bzw. leichte Verfälschungen in ihren Messdaten aufweisen. Ausreißer sind nicht unbedingt Indikatoren für eine Erkrankung, auch wenn das Gerät oder die App diese Warnung ausspricht. Geh damit zu einem Experten, deinem Hausarzt oder einem Neurologen oder Schlafmediziner und besprich mit diesem deine Ergebnisse. Wichtig ist der Hinweis, dass man heute bereits frühzeitig über Veränderungen des Schlafes erkennen kann, wenn sich Ausbrüche bestimmter chronischer Erkrankungen abzeichnen. Auch dies gehört zu den Errungenschaften durch Digitalisierung. Und Dominik kann seit einer verschriebenen App auf Rezept von seinem Hausarzt endlich wieder schlafen, nachdem er das mehrwöchige Verhaltenstraining erfolgreich absolviert hat.

➢ TAKEAWAY-MESSAGE

Schlaf ist die größte Energiequelle des menschlichen Körpers. Solltest du also körperliche oder geistige Einschränkungen im Alltag bemerken, könnte es womöglich an deinem Schlaf liegen. Zögere nicht, eine Schlafanalyse durchzuführen. Apps und Fitnesstracker sind schnell eingekauft und installiert und bei Weitem nicht so abschreckend wie ein Schlaflabor. Sofern du also noch fitter und leistungsfähiger werden möchtest, solltest du dich intensiv mit dem Thema Schlaf auseinandersetzen. So manche alltägliche Leiden können dadurch reduziert werden.

Literatur:

Hegemann, L. (2019). Eine voll überwachte Nacht, Schlaftracker, in: Zeit, 2019, URL: https://www.zeit.de/digital/mobil/2019-07/schlaftracker-schlaf-messen-gadgets-test-labor-schlafueberwachung/komplettansicht, Abruf 01/2023.

Honey, C. (2018). Was taugen Apps gegen Schlafstörungen?, Apps für die Gesundheit, in: Tagesspiegel, 2018, URL: https://www.tagesspiegel.de/wissen/apps-fuer-die-gesundheit-was-taugen-apps-gegen-schlafstoerungen/22573074.html, Abruf 01/2023.

Vom Smart Hospital zum Smart Home – alles wird intelligent

Sicherlich sind dir schon die Begriffe Smart City und Smart Home begegnet. So lag es doch auf der Hand, auch vom Smart Hospital zu sprechen und diese Begrifflichkeiten nicht nur phonetisch, sondern auch inhaltlich zusammenzuführen. Genau dieser Weg wurde 2015 von der Essener Universitätsmedizin beschritten, die Transformation zum Smart Hospital. Dieser Schritt passt exakt in die Digitalisierungs-Initiative des Gesundheitswesens. Es ist das Ziel, Hemmnisse zwischen den Sektoren ambulant und stationär abzubauen. Damit gibt es viel weniger Informationsverluste, die zu schweren Schäden der Patienten führen können, teilweise sogar mit Todesfolge. Mit diesem Zusammenrücken wird es gelingen, dass mehr Kranke nicht ins Krankenhaus müssen und stattdessen zu Hause behandelt werden können. Und genau das gilt es zu erreichen, die Vermeidung überflüssiger Krankenhausaufenthalte, die immer auch Risiken mit sich bringen. Infektionen mit sogenannten Krankenhauskeimen sind das wohl bekannteste Beispiel hierfür. Hinzu kommt, dass die Abläufe in Krankenhäusern auch heute noch an vielen Stellen nicht so reibungslos funktionieren, wie man es sich als Patient wünschen würde. Nicht selten erdulden und ertragen die Patienten wie Guido das System Krankenhaus in Anbetracht anhaltender Defizite in Organisation und Verhalten der sie betreuenden Personen, passend zum lateinischen Ursprung des Wortes Patient *patiens*, auf deutsch geduldig, aushaltend, ertragend.

Die Beendigung dieser Problematik ist ein vordringliches Anliegen des Smart Hospitals, dessen Ziel es ist, den Menschen viel stärker als bisher in den Mittelpunkt der Aufmerksamkeit zu stellen. Dieses möchte den Patienten mit optimierter Organisation und Zuwendung im Sinne eines herzlichen Willkommenseins, eines Geborgenseins begegnen. Die Digitalisierung ist dabei lediglich Mittel zum Zweck, sie dient vor allem der Entlastung zeitraubender administrativer Tätigkeiten. Daneben müssen Schulungen zu angemessenen Umgangsformen im zwischenmenschlichen

Bereich abgehalten werden. Von alleine passiert keine Verbesserung vorhandener Verhaltensdefizite in der Mitarbeiterschaft. Wer Freundlichkeit nicht irgendwann lernt, kann diese auch nicht in der Praxis leben. Genau das beurteilen Patienten in der belastenden Krankheitsphase mit akribischer Genauigkeit. Wie verhält es sich mit Freundlichkeit, Hilfsbereitschaft, Wartezeiten oder Sauberkeit? Das kann jeder wesentlich leichter beurteilen, als z. B. eine bestimmte Nahttechnik im Bauchraum. Und wie kommt nun ein solches neugedachtes System ans Laufen? Mit ganz viel Veränderung oder, wie man es heute schon fast umgangssprachlich nennt, mit ganz viel Wandel (engl. Change). Aber auch das geht nur in Schritten, in Modulen, nicht als großer Sprung und natürlich mit vielen Anknüpfungspunkten zur Digitalisierung. Aber ganz besonders ist es sehr, sehr mühsam und arbeitsintensiv, viel anstrengender als die Beschaffung von Hardware und Software.

Auf dem Weg zum Smart Hospital geht es also zunächst gar nicht so sehr um Robotik und Künstliche Intelligenz. Dieser breiten technologischen Spezialisierung und Implementierung geht eine Veränderung im Denken und Verhalten von Mitarbeitern voran, fokussiert auf Teamarbeit und natürlich die Belange von Patienten und deren Angehörigen. Es geht allerdings auch nicht nur um das innerbetriebliche Miteinander, es geht ebenso um den Umgang mit den übrigen Gruppierungen des Gesundheitswesens. Hierzu gehören beispielsweise niedergelassene Ärzte, Apotheker sowie die in der Physiotherapie, Logopädie oder Osteopathie Tätigen, all das natürlich in gegenseitigem Respekt und Wertschätzung.

Das Smart Hospital fungiert also künftig als Steuerungsplattform, an der sich die verschiedenen Repräsentanten des Gesundheitswesens sektorenüberschreitend beteiligen. Diese Konzentration der Akteure erklärt sich durch die Notwendigkeit, den sich abzeichnenden Anforderungen der Zukunftsmedizin Rechnung zu tragen. Hierzu zählt eine wesentlich komplexere, datenbasierte Diagnostik als bisher und die damit in unmittelbarem Zusammenhang stehende, stärker auf den individuellen Patienten ausgerichtete Präzisionstherapie.

Dem Smart Hospital kommt damit eine weitere, bisher kaum thematisierte zentrale Bedeutung im Gesundheitswesen zu. Es bildet die medizinische Brücke zwischen Smart City und Smart Home, womit sich der

Bogen zum Anfang dieses Textes schließt, zur sektorenüberschreitenden Steuerungs- und Entwicklungsplattform für Prävention, Diagnostik, Präzisionsmedizin sowie für die Erarbeitung und Strukturierung von Berufsbildern. Denn Gesundheit fängt für Guido dort an und endet dort, wo er sich am meisten aufhält: zu Hause. Hinzu kommen andere Settings wie die Arbeitsstätte, das Auto und die Stadt als solche. Stadt- und Krankenhausentwicklung müssen in Anbetracht der fortschreitenden Digitalisierung künftig viel stärker als bisher aufeinander abgestimmt handeln, wie es auch und ganz besonders für die medizinische Annäherung von Smart Hospital und Smart Home gilt. Damit einhergehen wird eine gewisse Umkehr von Versorgungsrichtungen bis ins häusliche Umfeld des Patienten und somit als „Smart Hospital at Smart Home“, also als häusliche Behandlungseinrichtung. Bettlägerige Patienten werden, wann immer möglich, in ihrem Zuhause, ob privat oder im Altenheim, über Sensorik, auch im Sinne von Smart Care überwacht und versorgt. Ebenso wird im Smart Home ein Teil an aufwendigerer Diagnostik mittels mobiler Geräte durchgeführt, wie sie schon heute im Taschenformat zum Beispiel für Ultraschalluntersuchungen verfügbar sind. Ärzte und Arztassistenten (Physician Assistants), ambulante Pflegekräfte, weitergebildete sogenannte Nurse Practitioners und andere Berufsgruppen des Gesundheitswesens gehen zu den Patienten nach Hause und reduzieren belastende Transporte und Verlegungen. Guido ist sich sicher, er möchte dank Digitalisierung bis ins hohe Alter autonom bleiben und durch Technik möglichst lange selbstständig in seinen vier Wänden leben.

➢ TAKEAWAY-MESSAGE

Smart Home wird fester Bestandteil diverser telemedizinischer Anwendungen. Telemedizin wird dazu beitragen, Krankenhausaufenthalte zu reduzieren, Krankenhäuser zu schließen und bessere Pflegeschlüssel zu erzielen. Auch das gehört zum großen Wandel, der bereits begonnen hat. Das Gesundheitswesen wird zum Ökosystem, das sich um den smarten Patienten zu Hause herum aufbaut. Wir müssen alles daran setzen, die häusliche Versorgung Erkrankter zu optimieren, technologisch und personell.

Literatur:

Matusiewicz, D., Aulenkamp, J., & Werner, J. A. (2019). Effekte der digitalen Transformation des Krankenhauses auf den Wandel des Berufsbildes Arzt. In Krankenhaus-Report 2019 (S. 101-114). Springer, Berlin, Heidelberg.

Marikyan, D., Papagiannidis, S., & Alamanos, E. (2019). A systematic review of the smart home literature: A user perspective. Technological Forecasting and Social Change, 138, pp. 139-154.

Werner, J. A. (2022). So krank ist das Krankenhaus. Klartext, Essen.

Der Roboter als Mitbewohner – nie wieder allein sein

Egal wie alt du bist, irgendwann gibt es im Leben immer die Situation, sich allein zu fühlen und Einsamkeit zu empfinden. Wenn nicht bereits geschehen, kommt es nicht selten im Alter vor, vor allem, wenn die Angehörigen weiter weg wohnen oder der Bekanntenkreis schon verstorben ist. Natürlich kannst du dir ein Tier anschaffen, aber vielleicht fehlt dir hierfür die Zeit, du bist allergisch oder möchtest die Verantwortung dann doch nicht übernehmen. Sicherlich zweifelst du jetzt daran, ob es möglich ist, zu einem Roboter eine Beziehung aufzubauen. An dieser Stelle können sogenannte Everyday-Robots helfen, wie beispielsweise Saug- und Wischroboter. Diese meist kreisrunden Wesen fahren schon heute bei vielen Menschen durch die Wohnung. Einige Menschen geben ihren Haushaltsrobotern sogar eigene Namen oder kleben ihnen Augen auf, um die Identifikation mit diesen zu erhöhen. So auch Clara, die hochtechnologische Mitbewohner hat: vom Elektrorasenmäher „Schneidi" im Garten, dem Saug- und Wischroboter „Wischi", dem Fensterputzsauger „Putzi-Putz" bis hin zu ihrer neuen Anschaffung „Cooki", dem Thermomix der aktuellen sechsten Generation.

Einen eigenen Roboter zu Hause zu haben, das war bereits in den 90er Jahren angesagt. Damals haben sich viele um das virtuelle Küken Tamagotchi gekümmert. Fans haben virtuelle Friedhöfe für die kultigen Wesen im Internet eingerichtet. In den Schulen herrschte Ausnahmezustand, als das digitale kleine Küken mal keine Aufmerksamkeit erhielt und starb. Wenn du dir den Roboter „Zenbo – Your Smart Little Companion" von Asus auf YouTube anschaust, siehst du einen kurzen Film, bei dem ein kleiner Roboter wie ein Haustier fröhlich durch die Wohnung fährt, Rezepte vorschlägt, das jährliche Familienfoto schießt und abends den Kindern Geschichten vorliest. Zenbo gehört durch seine freundliche Erscheinung zur Familie. Andere holen sich lieber das japanische Roboterkissen Qoobo ins Haus, bei dem das Katzenklo überflüssig wird. Aber es geht natürlich nicht nur um Tiere, sondern auch um menschenähnliche Roboter.

Japaner bauen bereits Maschinen, die immer menschenähnlicher werden. Das rührt aus dem sogenannten Shintoismus, einer überwiegend in Japan praktizierten Religion, die auch Gegenständen eine göttliche Seele zuspricht. Roboter, die einem Menschen nachempfunden sind und sich menschenähnlich verhalten, werden auch als Androide bezeichnet. Das hört sich jetzt nach Star Trek und Science Fiction an, ist aber bereits heute nur noch Science. Hierzulande ist der humanoide weiße Roboter Pepper in den letzten Jahren bekannt geworden. Er hat einen beweglichen Kopf, zwei Arme und ein Tablet auf der Brust. Darüber interagiert er mit seinem Gegenüber. Mittlerweile wird Pepper bereits in Pflegeheimen als emotionaler Roboter eingesetzt. Daneben sind die Roboter von Boston Dynamics – eines der am weitesten fortgeschrittenen Robotik-Unternehmen der Welt – bekannt geworden, die für das US-amerikanische Militär entwickelt wurden. Die Roboter können durch den Wald laufen und Rückwärtssaltos machen. Den humanoiden Roboter Atlas oder seine vierbeinigen Freunde würden sich einige als Wachpersonal bzw. -hunde anschaffen wollen. Für die einen ist es faszinierend, für die anderen erschreckend.

Es gibt verschiedenste Gründe, die Menschen dazu bewegen könnten, sich mit einem humanoiden Roboter zu beschäftigen. Die Technik hat sich weiterentwickelt, einige Roboter sehen Menschen verblüffend ähnlich und können menschliche Empfindungen nachahmen. Sophia von Hanson Robotics mit Sitz in Hongkong ist beispielsweise eine maschinenähnliche Figur, die auf Emotionen wie Freude und Trauer, Wut und Angst, Überraschung und Ekel reagieren kann. Sophia kann auch wortreich auf Gefühle und Emotionen und mit erstaunlich vielfältiger Mimik reagieren. Sophia sammelt über verschiedene Quellen (Audio, Video, Internet) Daten und kann darüber menschliches Denken simulieren. Die Forschung geht noch einen Schritt weiter und versucht eine „liebevolle künstliche Intelligenz“ zu entwickeln. Sie geht sogar so weit, dass die Menschen die Roboter als Spiegelbild wahrnehmen und von diesen eine emotionale Bindung erlernen können. Der androide Roboter Sophia kann dir dazu verhelfen, dich selbst besser kennenzulernen. Durch das Feedback des Roboters kannst du deine Persönlichkeit und Beziehungsfähigkeit analysieren und daraus lernen.

Es gibt aber noch weitere Anwendungsszenarien für humanoide Roboter, beispielsweise in der Sexindustrie durch die neuen technischen Entwicklungen, die als sogenannte Liebespuppe (engl. love dolls) bezeichnet werden. Die Nutzung wird ebenso bei älteren einsamen Menschen diskutiert oder bei Menschen mit Behinderungen, die auf diese Art und Weise dennoch ihre Sexualität ausleben können. Auch diese Entwicklungen passieren – man kann es gut oder schlecht finden. Die Wissenschaftlerin Jessica Sczucka hat an der Universität Duisburg-Essen ihre Doktorarbeit über Sex-Roboter geschrieben und forscht seitdem zu dem Thema. Es gibt heute mehr offene Fragen als Antworten darauf, ob die Entwicklung von humanoiden Robotern ein Risiko oder eine Chance für zwischenmenschliche Beziehungen darstellt. Daher ist es für Forscher und Philosophen wichtig, dass bei der Programmierung der Roboter auch ethische Fragen berücksichtigt werden. Und sicher ist ein gesellschaftlicher Diskurs darüber notwendig, wie zukünftig mit derartigen Robotern umzugehen ist. Liebes-Roboter könnten den Rückschluss zulassen, dass menschliche Beziehungen optional sind und alle Bedürfnisse von Maschinen befriedigt werden können, was wiederum eine Isolation unter Menschen herbeiführen könnte, mit all ihren Unzulänglichkeiten und Besonderheiten. Es bleibt also noch offen, ob Roboter als Gesprächspartner wirklich das Wohlbefinden stärken und einsame Stunden überbrücken können. Es steht jedoch fest, dass menschenähnliche Roboter die Gesellschaft und Werte weiter verändern werden. Du wirst selbst entscheiden, inwieweit du eine Beziehung zu einer menschenähnlichen Robotergestalt aufbauen kannst. Hat dein elektrischer Rasenmäher auch schon einen eigenen Namen, so wie es die Roboter von Clara haben?

➢ TAKEAWAY-MESSAGE

Die Technik ist inzwischen so weit fortgeschritten, dass Roboter Menschen sehr ähnlich sehen und sogar in der Lage sind, menschliche Empfindungen nachzuahmen. So werden bereits heute in Pflegeheimen, aber auch innerhalb der Sexindustrie die ersten humanoiden Roboter eingesetzt. Welche Auswirkungen der Einsatz für zwischenmenschliche Beziehungen haben kann, das wirst du in Zukunft selbst als Konsument mitentscheiden.

Literatur:

Szczuka, J. M., Hartmann, T., & Krämer, N. C. (2019). Negative and Positive Influences on the Sensations Evoked by Artificial Sex Partners: A Review of Relevant Theories, Recent Findings, and Introduction of the Sexual Interaction Illusion Model. In AI Love You, Springer, Cham, pp. 3-19.

Szczuka, J. M., (2019). Let's talk about Sex Robots: empirical and theoretical investigations of sexualized robots, E-Dissertationen, DOI: 10.17185/duepublico/70106, Fakultät für Ingenieurwissenschaften, Informatik und Angewandte Kognitionswissenschaft, Universität Duisburg-Essen.

Wieser, W. (2018). Sie ist einfach wunderbar. Sophia – ein Roboter, geboren, um uns Menschen die Liebe zu lehren. Ein faszinierendes Vorhaben, das uns auf eine Achterbahn der Gefühle führt. Warum, erklären wir im Interview mit Dr. Mossbridge, in: Innovator 2018, URL: https://www.redbull.com/at-de/theredbulletin/wie-roboter-sophia-die-liebe-lehrt, Abruf 01/2023.

YouTube (2016). Zenbo – Your Smart Little Companion, URL: https://www.youtube.com/watch?v=lzVHDgItx6o, Abruf 01/2023.

Das gesunde Auto – gesünder aussteigen

Nervt dich zurzeit auch das Verkehrschaos auf den Straßen? Grübelst du darüber, dass die Zeit im Auto verlorene Lebenszeit und überwiegend mit Stress verbunden ist? Durch die zunehmende Digitalisierung kann das Auto allerdings deutlich mehr, als dich nur von A nach B zu bringen. Ob Stresserkennung, Entspannung durch Sitzmassagen (die im Rhythmus zur Musik agieren), Erfassen und Auswerten von Vitaldaten bis hin zur Kontaktaufnahme mit dem Arzt – „Automotive Health" verbindet die Themenfelder Gesundheit und Mobilität. Denn in einem Auto können mehrere hundert Sensoren verbaut sein. David sitzt in einer geschlossenen Kabine – seinem Tesla Model Y – immer in der gleichen Position, so können viele Daten erhoben werden. Das hilft, Gesundheits-Untersuchungen zu standardisieren. Das Auto wird nach Dieter Zetsche, dem ehemaligen CEO von Daimler, neben dem Zuhause und dem Arbeitsplatz zum Third Place. So nutzt David die Zeit im Auto als Quality-Time, um Musik zu hören, sich seine Hände am Lenkrad zu wärmen, etwas Atemübungen zu machen oder sich einfach über „Digi Health Talk – der smarte Patient", einem YouTube-Kanal von 10xD, über die neuesten Trends der digitalen Gesundheit zu informieren.

Es gibt viele Automotive Health Anwendungen, die schon heute in der Praxis genutzt werden. Seien es ergonomische Sitze, die bereits seit den 1970er Jahren bei OPEL verbaut wurden, oder die berühmte Kaffeetasse als Kontrollleuchte im Cockpit eines Daimlers, die es seit 2009 gibt. Darüber hinaus bestehen Systeme wie der eCall, ein seit 2018 von der Europäischen Union vorgeschriebenes automatisches Notrufsystem für alle neuen PKW-Modelle. Bei einem schweren Verkehrsunfall wird hierbei die Notrufzentrale automatisch alarmiert. Es werden wichtige Informationen wie Standortdaten, Unfallzeitpunkt und Zahl der Insassen übermittelt.

Man kann Automotive Health grundsätzlich in die nachfolgenden Bereiche gliedern: Schutz des menschlichen Lebens, Gesundheitsförderung und Prävention, Diagnostik und Gesundheitsüberwachung sowie mentale

Förderung. Zugegebenermaßen klingt Automotive Health nach etwas Schnickschnack im Auto: Unter Verwendung von verschiedenen Daten wie Navigation, Kalender, Luftqualität, Wetter oder Puls wird ein mögliches Wohlbefinden des Fahrers gemessen und Regeneration mit dem Ziel angeregt, ihn in der Balance zu halten. Wer braucht das überhaupt? Wenn es aber darum geht, dass bei einem Herzinfarkt Sauerstoff in die Kabine gepumpt wird und das Auto in Zukunft autonom als transformierter „Rettungswagen" im ländlichen Raum in die Notaufnahme fährt und die Kliniken darüber sprechen, wie sie mehrere Notfallboxen installieren müssen, um die vielen privaten „Rettungswagen" zu empfangen, dann ist es viel mehr als reines Marketing einer gebeutelten Automobilindustrie.

Der Automobilhersteller AUDI bezeichnet das Auto beispielsweise als „empathisches Fahrzeug". Und zufällig entspricht das Alter derjenigen, die einen ersten Herzinfarkt erleiden, denjenigen, die auch zum ersten Mal den Neuwagen eines bestimmten Fabrikats anschaffen. Autos werden zum rollenden Wellness- und Gesundheitsmobil und gerade in ländlichen Regionen mit Ärztemangel von Zukunftsforschern als ein kleiner Teil einer Lösung gehandelt. Wenn du beispielsweise Diabetiker bist, wird dein Auto deinen Blutzuckerspiegel überwachen und dich auf Risikowerte aufmerksam machen oder dich einfach an bestimmte Medikamenteneinnahmen erinnern. Du kannst dann also während der Autofahrt deinen Arzt des Vertrauens per Videochat (über einen eingebauten Bildschirm im Fahrzeug) konsultieren und dich beraten lassen.

Daneben unterscheidet man noch „Incar-Wellbeing", bei dem es darum geht, entspannter aus dem Auto auszusteigen als man eingestiegen ist – körperlich und geistig. So wie es auch die Flugindustrie (Boeing) vor Jahren für sich definiert hat. Das Auto misst das Wohlbefinden des Fahrers, bewertet und reagiert darauf entsprechend eigenständig. Beispielsweise reagiert die Klimaanlage automatisch, wenn du müde bist, damit kältere Luft deinen Müdigkeitszustand reduziert. Ebenfalls kannst du durch intelligente Systeme zu Atemübungen angeleitet werden, wenn die Werte auf Stress hindeuten. Dies ist ein nicht ganz uninteressanter Vorteil, wenn man bedenkt, dass ein Europäer im Durchschnitt 3,5 Jahre seines Lebens im Auto verbringt. Hierbei spielen emotionale Aspekte (wie das Auto kümmert sich um mich) und intellektuelle Aspekte (Sicherheit durch

Technik – „my car is my castle") eine besondere Rolle. Und es kommen noch psychologische Aspekte hinzu. In einer zunehmend dynamischen, komplexen und gefährlichen Welt wird das Auto der letzte Rückzugsort der Privatsphäre. Es geht also um eine ganze Kette, ein Kontinuum, angefangen bei Wellness und Wellbeing, Optimierung, Sicherheit, Prävention, Diagnostik, bis hin zu Therapie und Nachsorge. Die Zukunft basiert auf einem ganzheitlichen Ökosystem, das als CASE (Connected, Autonomous, Shared and Electric) bezeichnet wird. Wieso sollte es anders als in anderen Lebensbereichen sein: Smartes Zuhause, Smarte Kleidung, Smarte Implantate. Um David herum wird alles intelligenter. Es ist nicht auszuschließen, dass er sich, wenn er sich mal nicht gut fühlt, zunächst nur in sein Auto setzt, statt direkt zu seinem Arzt zu fahren.

➢ TAKEAWAY-MESSAGE

Die Themen Gesundheit und Mobilität verzahnen sich zunehmend und so kann die tägliche Autofahrt künftig dazu beitragen, unsere Gesundheit zu erhalten bzw. zu verbessern. Zahlreiche digitale Möglichkeiten bieten heute schon eine Option, sich während der Fahrt massieren zu lassen und den Blutzuckerspiegel im Blick zu behalten. Das Auto wird künftig zum rollenden Wellness- und Gesundheitsmobil. Also keine Sorge vor dem nächsten Stau, schließlich bist du bestens versorgt!

Literatur:

Mustapha, A., Knye, M., Matusiewicz, D. (2018). Automotive Health in Deutschland, Wenn die Gesundheitsbranche auf die Automobilindustrie trifft, Springer Verlag, 2018.

van Berck, J., Knye, M., Matusiewicz, D. (2019). Kundenbedürfnisse in Bezug auf Automotive Health. In Automotive Health (pp. 15-29). Springer Gabler, Wiesbaden.

Smarter Arbeitsplatz – digital umsorgt auf der Arbeit

Wo und wie arbeitest du heute? Falls du in einem Büro arbeitest, hast du dann jeden Tag den gleichen Schreibtisch zur Verfügung und die gleichen Kollegen neben dir? In der heutigen Arbeitswelt geht es anders zu, als es deine Großeltern noch berichten würden.

Und um den heutigen Herausforderungen des Alltags gerecht zu werden, müssen dementsprechend neue Arbeitsmodelle entwickelt werden. Toni liebt die neuen Arbeitsbedingungen, bei denen man von fast überall arbeiten kann. Eines davon ist Smart Working, das neue Technologien wie intelligente Arbeitssoftware umfasst, um die Leistung durch Steigerung der Zufriedenheit auf der Arbeit zu verbessern. Obwohl das Modell vielseitig gestaltbar ist, bilden zwei Faktoren die Basis. Einerseits soll eine profitablere Arbeitsweise, die sich nicht nur finanziell darstellt, entwickelt werden und andererseits sollen Technologien zum Einsatz kommen, die das Arbeiten erleichtern. Eine solche Optimierung kann sich in verschiedenen Faktoren wie Mobilität, Flexibilität, Selbstbestimmtheit, Kreativität oder Zeitersparnis zeigen. Technologien, die zum Einsatz kommen können, sind beispielsweise Smartphones, Tablets, Smartwatches, Wearables oder autonome Fahrzeuge.

Es lässt sich eine enge Verbindung zum Konzept der Telearbeit erkennen, weil diese eine Vorbildfunktion einnimmt. Smart Working bedeutet, dass du durch Technologie dazu befähigt wirst, an jedem Ort zu jeder Zeit arbeiten zu können. Toni als Arbeitnehmerin erhält dadurch mehr Autonomie und Freiheit. Ihre Work-Life-Balance wird beeinflussbarer. Sie empfindet durch die neue Freiheit eine Wertschätzung, die sich auf ihre Motivation auswirkt. Zudem kann dadurch die Produktivität und Kreativität gefördert werden. Ein wechselnder Arbeitsplatz schafft neben Zeitersparnis vor allem auch Kostenreduzierung im Sinne von Arbeitsplatz, Transport oder Versorgung. Die Pandemie hat uns hierzu bereits tiefere Einblicke gewährt. Einen weiteren Vorteil bietet die berufliche und soziale Integration von Menschen mit einer eingeschränkten Mobilität, die durch die neuen Technologien den Anschluss ans Arbeitsleben und die Gesellschaft aufrechterhalten können. Neben Smart Working zeichnet einen smarten Arbeitsplatz auch aus, dass der Mitarbeiter beispielsweise mithilfe eines Smartphones das Licht oder die Belüftung im Büroraum steuern kann. Egal was, die Rahmenbedingungen können somit individuell angepasst werden. Um die Gesundheitsförderung zu pushen, haben manche Arbeitgeber eine eigene App entwickeln lassen. Solche Apps dienen dazu, dem Mitarbeiter individuelle Gerichte vorzuschlagen und passend dazu den Einkauf der dazugehörigen Lebensmittel digital abzuwickeln. Dieses erleichtert den Aufwand nach der Arbeit und verschafft dem Mitarbeiter mehr Freizeit und einen gesundheitsbewussten Lebensstil. Diese Arbeitgeber werden als „Caring Company" (Gegenteil: Fluid Company) bezeichnet.

Kritiker jedoch verweisen auch auf Nachteile durch die Digitalisierung und die damit eröffneten Möglichkeiten. Smart Working bedeutet für einen Arbeitnehmer, dass die Arbeit in den privaten Bereich genommen wird und somit die Grenzen im Alltag verschwinden. Dieses Empfinden als Eingriff in das Privatleben kann beispielsweise psychische Überforderung und Unausgeglichenheit hervorrufen. Außerdem kann der fehlende Kontakt zu Arbeitskollegen schaden. Die Gefahr der Isolierung kann sich nachteilig auf die Identifikation der Beschäftigten mit dem Unternehmen auswirken, was auf Dauer zum Problem werden kann. Weiterhin kann durch eine schlechte Organisation oder eine schlecht ausgeführte Distanzarbeit die Produktivität sinken. Wenn der Mitarbeiter mobil arbeitet, fehlen Kontrollen über die Quantität und Qualität der Arbeit, was wiederum dem Unternehmen schaden kann. Es ist daher wichtig, dafür zu sorgen, dass der Arbeitgeber sich der Herausforderungen und Pflichten bewusst ist und eine digitale Fürsorge bietet. Die Kommunikation mit den Arbeitskollegen muss sichergestellt werden. Der Arbeitgeber kann Arbeitszeiten festlegen, damit du eine Orientierung über den Arbeitsablauf hast und weißt, wann du feste Ansprechpartner für deinen Tätigkeitsbereich hast. Neben positiven Faktoren kann Digitalisierung für die Beschäftigten allerdings auch Nachteile haben. Denn der technische Fortschritt bietet dem Arbeitgeber die Möglichkeit, die Tätigkeit der Arbeitnehmer zu überwachen. Eine solche Kontrollfunktion wird durch bestimmte Hard- und

Software geboten, um beispielsweise Informationen über Zeit, Ort oder Art und Weise der durchgeführten Leistung zu erhalten. Wir sollten allerdings davon ausgehen, dass das nicht das primäre Ziel der meisten Arbeitgeber sein kann. Durch Smart Working entsteht für Toni aus ihrer Erfahrung heraus ein Produktivitäts-Booster durch ideale, von ihr bestimmte Rahmenbedingungen, eine besondere Bindung zu ihrem Arbeitgeber, weil sie sich als technikaffine junge Mitarbeiterin abgeholt fühlt, und ebenso eine Gesundheitsfürsorge, weil sie Stress und andere negativ beeinflussende Gesundheitsfaktoren vermeiden oder zumindest reduzieren kann. Deshalb sagt Toni: Smart Working macht mich glücklich und hält mich fit und gesund.

➢ TAKEAWAY-MESSAGE

Die heutige Arbeitswelt hat sich grundlegend verändert. Durch neue Arbeitsmodelle, wie z. B. Smart Working, wird es möglich, flexibel an jedem Ort und zu jeder Zeit zu arbeiten. Das hat viele Vorteile, allerdings befürchten Kritiker auch, dass das Arbeits- und Privatleben dadurch zunehmend verschmelzen. Achte also stets auf deine Gesundheit und reflektiere kritisch, welche Faktoren dir an deinem Arbeitsplatz gut tun und welche Faktoren eher schlecht sind. Und im Zweifel passe dein Arbeitsfeld an deinen Lebensstil an – nicht umgekehrt.

Literatur:

Angelici, M., Profeta, P. (2020). Smart-Working: Work Flexibility Without Constraints (2020). CESifo Working Paper No. 8165.

Bednar, P. M., Welch, C. (2020). Socio-Technical Perspectives on Smart Working: Creating Meaningful and Sustainable Systems. Inf Syst Front 22, pp. 281-298.

Arbeitsunfähigkeit digital – Krankmeldung per Videochat

Aurelio will morgens aus dem Bett und spürt, dass es ihm heute besonders schlecht geht. Er merkt, dass es nicht die Morgenmüdigkeit ist, sondern dass er sich krank fühlt. Er sucht mit der Hand auf seinem Nachttisch und zieht mit letzter Kraft sein Smartphone zu sich. Worauf er am wenigsten Lust hat, ist es, sich anzuziehen, zum Arzt zu fahren, dort im Wartezimmer zu sitzen und sich schließlich krankschreiben zu lassen, um dann wieder den ganzen Weg noch geschwächter nach Hause zu fahren. Er googelt also Online-Krankschreibung und findet im Internet eine Seite, auf der er sich krankschreiben lassen kann. Auf der Homepage hat er die Möglichkeit, selbst seine Symptome einzugeben und nach Wunsch eine Arbeitsunfähigkeit für bis zu sieben Tage zu erhalten – sogar rückwirkend für mehrere Tage. Egal ob „Magen-Darm-Infekt“ oder ein anderer beliebiger Grund. Dies kann ohne Arztgespräch in Eigenverantwortung erfolgen. Für knapp 20 Euro kann er seine Arbeitsunfähigkeitsbescheinigung in ein paar Minuten als PDF per Mail bekommen.

Voilà, denkt sich Aurelio – schöne neue Welt, aber kann das mit rechten Dingen zugehen? Solche Anbieter, die an der Grenze zur Legalität ihre Dienstleistungen anbieten und damit werben, bereits Millionen von AU-Bescheinigungen erfolgreich übermittelt zu haben, sollte dich als smarten Patienten allerdings kritisch aufhorchen lassen und du solltest auch überlegen, ob du dir diese Dienstleistung wirklich kaufen möchtest, die mittlerweile auch in den Medien kontrovers diskutiert wird. Es gibt allerdings auch seriöse Alternativen. Und so wählt Aurelio einen anderen Anbieter, spricht telemedizinisch mit der Ärztin per Videochat: „Frau Doktor, ich brauche ein Attest!“ Es folgen Fragen wie: Seit wann? Haben Sie Fieber? Was tut weh? Aurelio beantwortet die Fragen mit „ja“ und „nein“ und das Gespräch dauert nur wenige Minuten. Aurelio erhält dieses kostenlos per E-Mail, da er bei einer Krankenkasse versichert ist, die gleichzeitig Partner des Online-Dienstes ist. Es funktioniert genauso so leicht wie ein Taxi zu bestellen. Seit der Abschaffung des sogenannten Fernbehandlungsverbots sind solche Dienste mittlerweile in limitierter Form auch in Deutschland möglich.

Aber auch in der klassischen Arztpraxis kommt Fahrt auf. In verschiedener Hinsicht hat die Politik der letzten Jahre Digitalisierung und Digitale Transformation für sich zum wesentlichen Thema gemacht. In diesen Kontext eingebunden ist die sogenannte Arbeitsunfähigkeitsbescheinigung. Denn bisher muss die Arbeitsunfähigkeitsbescheinigung, welche aus drei Blättern besteht, von der Arztpraxis ausgedruckt und dem Patienten in Papierform ausgehändigt werden. Ist es dir auch schon passiert, dass der gelbe Schein verloren gegangen ist? Um eine vielfältige bürokratische Entlastung zu unterstützen, werden künftig Krankmeldungen in digitaler Form übermittelt, und zwar als sogenannte elektronische Arbeitsunfähigkeitsbescheinigung (eAu). Die COVID-19 Pandemie hat auch hierbei einen Schub gebracht. Neben der Papierentlastung im Unternehmen und dem Abhandenkommen soll zukünftig durch Digitalisierung auch an Briefporto gespart und überflüssiges Papier vermieden werden. Jährlich werden Millionen Krankschreibungen ausgestellt, das hat die Gesundheitspolitik dazu bewogen, mehr digitale Vernetzung zu schaffen. Mittlerweile ist gesetzlich festgelegt, dass jeder behandelnde Arzt dazu verpflichtet ist, die ausgestellte Arbeitsunfähigkeitsbescheinigung digital zu übermitteln. Digital an den Arbeitnehmer, an die Krankenkasse und direkt an den Arbeitgeber. Denn wie du weißt, erhältst du als gesetzlich Versicherter bei einer Krankschreibung vom Arzt mehrere Bescheinigungen und musst diese dann meistens auf postalischem Wege, somit monetär geprägt, wegschicken. Durch die elektronische Arbeitsunfähigkeitsbescheinigung wird das Papier ersetzt und du hast eine kostenlose und zeitgemäße Lösung. Die digitale Versendung ermöglicht, dass die Krankenscheine pünktlich bei der Krankenkasse und dem Arbeitgeber eingehen und vor allem, dass der Versand nicht vergessen werden kann. Dies wird dich entlasten. Du trägst somit keine Verantwortung mehr dafür, dass der Schein bei den zuständigen Stellen eingeht. Diese zusätzlichen und oft zeitaufwendigen Prozesse werden also künftig mit einer elektronischen Arbeitsunfähigkeitsbescheinigung entfallen. Aurelio freut sich über diese neuen Möglichkeiten, denn eine Sache mag er im Gesundheitswesen am wenigsten: unnötige Bürokratie.

➢ TAKEAWAY-MESSAGE

Die Zettelwirtschaft nach dem Arztbesuch hat endlich ein Ende. Wenn du als gesetzlich Krankenversicherter arbeitsunfähig bist, musst du nicht mehr deine grauen Gehirnzellen anstrengen und nach einer Briefmarke und einem Briefbogen oder nach der postalischen Anschrift deiner Krankenkasse suchen. Dies fällt dir als kranke Person zudem nicht immer leicht. Dir wird die Verantwortung abgenommen, dass die schriftliche Arbeitsunfähigkeitsbescheinigung an die Krankenkasse und den Arbeitgeber gelangt. Dieses wird automatisch elektronisch während des Arztbesuches oder nach dem Verlassen an die jeweiligen Stellen übermittelt. Seit dem 1. Januar 2023 erhält auch der Arbeitgeber die AU-Daten von der Krankenkasse elektronisch.

Literatur:

KBV (2022). Elektronische Arbeitsunfähigkeitsbescheinigung (eAU), URL: https://www.kbv.de/html/e-au.php, Stand 01/2023.

Präzise Prävention – Gesundheit ist kein Zufall mehr

Prävention bedeutet, etwas vorbeugend zu tun, sich zu schützen, bevor eine Krankheit entsteht. Präzise Prävention ist gleichzusetzen mit den Begriffen personalisierte Prävention und meint damit vorbeugende Maßnahmen der Prävention – passgenau auf eine Person bezogen. Die Fortsetzung in Richtung Therapie einer Erkrankung mündet dann in der personalisierten Medizin. Zu Großmutters Zeiten galt noch das Handeln nach dem biomedizinischen Modell. Wenn ein Mediziner Symptome erkannte und eine Diagnose mit einem Krankheitszustand verkündete, dann galt der Mensch als krank. Dabei sind alle Patienten mit gleichen Symptomen einer Krankheit zugeordnet und zu einer Therapie verordnet worden. Die Therapie war allgemein für jeden Patienten gleich, eben eine Standardtherapie, die von Zeit zu Zeit dem Fortschritt angepasst wurde.

Heute aber ist das Thema Gesundheit auch in den Köpfen von Bürgern ohne Medizinstudium, dank den neuen Kommunikations- und Informationstechnologien. Immer mehr Menschen machen sich nicht erst dann Gedanken um den eigenen Gesundheitszustand, wenn Symptome auftreten, sondern bereits vorher. So auch Carlo, der sich schon immer für seine Gesundheit interessiert hat, denn er weiß, dass sie sein höchstes Gut ist. Damit einher geht sein Denkansatz, dass nicht jeder Mensch die gleichen Voraussetzungen und Eigenschaften aufweist und somit die Maßnahmen zur Vorbeugung, Diagnostik und Behandlung individueller als früher ablaufen müssen. Medizin wird insgesamt interprofessionell und entwickelt sich weiter zur sogenannten Präzisionsmedizin in einem multiprofessionellen Umfeld. Denn um eine Lösung im Sinne der Behandlungsstrategien und der Therapien für den individuellen Gesundheitszustand zu entwickeln, sind verschiedene Akteure notwendig und beteiligt. Die Fortschritte im Bereich der Molekularbiologie, die Digitalisierung der Diagnostik und nicht zuletzt eine bessere Auswertbarkeit von Daten durch Algorithmen ermöglichen ganz neue Versorgungskonzepte. Statistische Verfahren nehmen eine zunehmend wichtige Rolle ein, um aus Daten klinischer Studien die Wirksamkeit von Medikamenten auf Basis der Eigenschaften der Patienten vorher bewerten zu können. Denn beispielsweise haben Medikamente nicht bei jedem Patienten die gleichen Wirkungen, was unter anderem mit der individuellen Genetik zu tun hat. Im Rahmen der Präzisionsmedizin wird unter Einsatz moderner diagnostischer Verfahren wie der Genom-Sequenzierung und der molekularen Bildgebung herausgefunden, ob der Patient der erfolgversprechenden Patientengruppe angehören könnte und die Therapie damit wirksam sein dürfte.

Allgemein beginnt Prävention bei allen Maßnahmen zur Gesundheitsförderung vor einem Krankheitsausbruch. Demnach zählen eine ausgewogene Ernährung, sportliche Aktivität, mentales Training oder aber Entspannungstraining unter anderem dazu, Prävention zu betreiben. Gezielte Prävention kann man mithilfe digitaler Instrumente vornehmen. Carlo hat sich deshalb auch eine schicke Smartwatch gekauft. Diese sieht nicht nur schön aus, sondern dient auf dem Smartphone als Präventionsunterstützung. Viele Smartphones bieten Gesundheitsfunktionen und synchronisierte Apps an, damit du präventive Maßnahmen – individuell auf deine Vitaldaten zugeschnitten – erfolgreich durchführen kannst. Anhand von gemessenen Daten können Apps aufzeigen, welchen Risikofaktoren du begegnest bzw. welchen du im Alltag ausgesetzt bist. Dein Alter, Größe, Gewicht, Geschlecht, Blutdruck und Puls und noch ganz viele andere Vitaldaten können von Apps verarbeitet werden, um deinen individuellen Gesundheitszustand auf Risiken oder auf gesundheitsfördernde Faktoren zu überprüfen. Dies macht es möglich, individuelle Therapieansätze oder Wochenpläne zu erstellen. In Deutschland haben beispielsweise rund sieben Millionen Menschen eine Zuckerkrankheit. Diese ist keinesfalls bei jedem direkt von Geburt an im Körper vorhanden, sondern kann auch durch Fehlernährung oder Bewegungsmangel entstehen. Die Betroffenen können beispielsweise anhand des Alters bei der Diagnosestellung, des Body-Mass-Index und bestimmter Marker für Glukose- und Insulinspiegel unterschiedlichen Subgruppen zugeordnet und somit frühzeitig per App durch ständige Kontrollen überwacht werden. Gesundheit ist demnach kein Zufall mehr, sondern durch das dauerhafte Monitoring der Vitaldaten von jedem selbst zu managen. Jeder kann ein Stück weit selbst seine Gesundheit beeinflussen und durch digitale Instrumente präzise Prävention betreiben. Gesundheit ist ein Prozess, sodass der Gesundheitszustand entsteht und du selbst Schutzfaktoren bilden kannst, um positiv Einfluss auf diesen zu nehmen. Kritiker betrachten die personalisierte Medizin oder Präzisionsmedizin als zu kostenintensiv. Ebenfalls wird angenommen, dass der Patient dadurch nicht menschlicher behandelt wird und es gibt sogar Befürchtungen, dass sich das Verhältnis zwischen Arzt und Patient noch mehr distanziert, weil so viele Akteure mitmischen, die Daten sammeln. Demgegenüber steht die positive Meinung, dass Patienten erst gar nicht krank werden oder erst viel später und effektiver behandelt werden. Carlo nimmt seine Gesundheit deshalb selbst in die Hand und trägt seine Gesundheitsdaten am Handgelenk und fühlt sich gut und motiviert damit.

➢ TAKEAWAY-MESSAGE

Viele von uns betrachten Gesundheit heute nicht mehr als etwas, das erst dann von Bedeutung wird, wenn wir krank werden. Immer mehr Menschen versuchen Krankheiten präventiv zu vermeiden, damit sie gar nicht erst erkranken. Digitale Möglichkeiten wie z. B. bestimmte Apps können uns dabei helfen, die individuellen Gesundheitsdaten im Blick zu behalten. So kannst du dich vielmehr damit auseinandersetzen, was dir gut tut und deine Gesundheit fördert. Dass das sehr individuell ist, liegt auf der Hand. Die Präzisionsprävention steht noch ganz am Anfang, wird allerdings eine enorme Bedeutung in den nächsten Jahren erlangen. Sei als Smarter Patient von Anfang an dabei und werde erst gar nicht zum Patienten, sondern bleibe ein „Smarter gesunder Mensch“.

Literatur:

Grätzel von Grätz, P. (2020). Präzisionsmedizin: Der lange Weg in die Versorgung, URL: https://www.siemens-healthineers.com/de/news/mso-from-inception-to-care.html, Abruf 01/2023.

Rödiger, T., Müller, A., Graalmann, J., Schlomm, T. (2019). Klinische Studien: Genauere Evidenz für Präzisionsmedizin notwendig, in: Deutsches Ärzteblatt 2019, URL: https://www.aerzteblatt.de/archiv/210058/Klinische-Studien-Genauere-Evidenz-fuer-Praezisionsmedizin-notwendig, Abruf 01/2023.

Digitale Diagnostik – Fehldiagnosen ade

Du wirst zustimmen, dass vor jeder Therapie eine Diagnose oder zumindest eine Verdachtsdiagnose stehen muss. Diese sollte möglichst präzise sein, denn: Eine fehlerhafte Diagnose birgt das Risiko für eine fehlerhafte Therapie. Mit diesem Gedanken suchst du deinen Arzt auf, so wie es viele Generationen zuvor getan haben. Nur, dass die Diagnosestellung vor 100, 50 oder 25 Jahren im Vergleich zu heute viel ungenauer war. Der Mix aus fortschreitenden technischen Innovationen und permanentem Wissenszuwachs in Form neuer wissenschaftlicher Erkenntnisse in der Medizin führte zu immer genaueren Diagnosen.

Obwohl wir so viel Fortschritt erleben, verzeichnet man heute trotzdem Fehldiagnosen im zweistelligen Prozentbereich. Viel zu viel! Gehen wir von 15 oder 20 Prozent Fehldiagnosen aus und stellen wir uns gleichzeitig ein typisches Wartezimmer vor, in dem zehn Personen sitzen. Zwei der dort Wartenden erhalten – statistisch gesehen – eine falsche Diagnose.

So ging es beispielsweise Kathrin, die im Alter von 27 Jahren die Diagnose „Lymphknotenkrebs“ erhielt. Was nach der Schock-Diagnose folgte, war eine schwerwiegende Therapie, die mehrere Chemotherapien mit sehr starken Nebenwirkungen wie Haarausfall, Fieber und den psychischen Belastungen beinhaltete. Die junge Frau wäre fast an den Nebenwirkungen gestorben. Monate später stellte sich schließlich heraus, dass sie gesund war und nie Krebs hatte. Eine solche Erkenntnis bedeutet Erlösung, aber auch Schrecken zugleich. Natürlich ist ein solcher Fall die absolute Ausnahme, aber eben trotzdem leider kein trauriger Einzelfall. Um Lebensereignisse wie die von Kathrin künftig zu vermeiden, muss ein nächster Optimierungsschritt auch im Sinne einer Validierung der Diagnose erfolgen.

Die Digitalisierung gilt als erfolgversprechender Helfer, wobei die klassischen Eckpfeiler der Diagnostik keineswegs verlassen werden. Dazu gehört auch eine Plausibilitätskontrolle der verschiedenen Befunde und besonders für Krebserkrankungen die Diskussion der Krankengeschichte zum konkreten Patienten im sogenannten Tumorboard. Aber lass uns einen Moment den Fokus von der technologischen Diagnostik im Labor auf den so notwendigen Teil der ärztlichen Kompetenz lenken. Schließlich stützt sich auch künftig ein wesentlicher Teil der medizinischen Diagnostik auf die klinische Erfahrung der Ärzte. Diese beginnt – so wird es seit Jahrhunderten gelehrt – mit einer sorgfältigen Anamneseerhebung. Die Befragung zur Vorgeschichte der Familie und zur erkrankten Person selbst ist ebenso wichtig wie die akribische Befragung zu den aufgetretenen Symptomen.

Ein wichtiger Hinweis vorab: Es geht nicht um Kritik an den Ärzten. Es ist geradezu beeindruckend, wie exzellent die Diagnostik in Anbetracht der jeweils zugänglichen Untersuchungsverfahren erfolgt. Dennoch gibt es Verbesserungspotenziale, beginnend bereits bei der Anamnese. Viele Ärzte haben hierfür nicht ausreichend Zeit. Die sogenannte Fünf-Minuten-Medizin führt dazu, dass der Patient nicht ausführlich schildern kann, was ihm fehlt oder dass er im Stress viele seiner Fragen vergisst. Vielleicht kannst du diese Erfahrung bestätigen. Diese Situation mündet letztendlich auch in einer zunehmenden Akzeptanz für die Nutzung von Diagnosehilfen in Form intelligenter Entscheidungsunterstützungssysteme oder Chatbots. Warum? Diese Systeme stellen dem Nutzer so lange Fragen, bis das System alle erforderlichen Informationen erhalten hat. Im Hintergrund gleicht die Software die Antworten mit Tausenden von ähnlichen Fällen ab, um die wahrscheinlichste Ursache für die eingegebenen Symptome zu ermitteln. Diese neue Art eines solchen Diagnoseprozesses gibt den Patienten nicht nur das Gefühl, dass der Faktor „Zeit" in den Hintergrund rückt. Es steigert vor allem die Wahrscheinlichkeit, eine seltene Erkrankung schneller zu entdecken und den Patienten somit vor unnötigen und vor allem zeitraubenden Arztbesuchen zu schützen. Denn im Schnitt vergehen mehr als fünf Jahre, bis ein betroffener Mensch eine Diagnose bei einer seltenen Erkrankung erhält. Doch nicht nur die Patienten selbst, sondern auch Ärzte profitieren von solchen Systemen, indem sie sich eine Zweitmeinung einholen können.

Natürlich müssen die anamnestischen Daten in Zukunft in einer Elektronischen Patientenakte zusammengeführt werden. So wird die Anamnese bis hin zur Familienanamnese immer genauer. Darüber gesammelte Informationen können dem Arzt helfen, bei der unverändert unverzichtbaren

Anamnese fokussierter nachzufragen. Die Digitalisierung ersetzt an dieser Stelle den Arzt also nicht, sie entlastet ihn und bietet mehr Raum für die ärztlichen Kenntnisse und Intuitionen, die von Maschinen eben noch nicht abgedeckt werden.

Ein weiteres Beispiel für den Mehrwert der digitalen Diagnostik stellt das Fachgebiet der Radiologie dar. Die digitalisierten Aufnahmen lassen immer präzisere und teilweise automatisierte Analysen durch intelligente Bilderkennung zu. Künstliche Intelligenz ermöglicht es heute, Muster in Bildausschnitten zu erkennen und für den Arzt automatisiert nach Dringlichkeit zu sortieren. Besonders erfolgreich wird die Bild- und Mustererkennung bei repetitiven, ermüdenden Screeninguntersuchungen eingesetzt. So wie die Digitalisierung die Radiologie grundlegend verändert hat und noch weiter verändern wird, ziehen andere Fachgebiete, deren Diagnostik auf bildgebenden Verfahren beruht, nach – darunter beispielsweise Pathologie oder Dermatologie.

Wenn wir jetzt zum Ausgangspunkt dieses Kapitels zurückkommen, wird deutlich: Nein, in letzter Konsequenz bist du mit der diagnostischen Qualität nicht mehr vollends zufrieden. Unsere Fehlertoleranzgrenze sinkt. Die Menschen verzeihen Fehldiagnosen nicht mehr. Den Ärzten drohen juristische Konsequenzen, in den USA aktuell noch deutlich stärker als bei uns. Und es wird der Tag kommen, an dem Ärzte von ihren Patienten verklagt werden, weil diese mit Diagnostiktools gerade bei seltenen Erkrankungen punktuell eine bessere Eigendiagnostik vornehmen, als es der Arzt ohne Nutzung selbiger Technologie erreichen wird. Das wiederum stärkt das Vertrauen im Arzt-Patienten-Verhältnis natürlich nicht. Befürworte die Digitalisierung zur Optimierung der Befundanalyse und gib den Ärzten die ihnen fehlende ärztliche Zeit, um Diagnosen mit all den daraus resultierenden Konsequenzen in angemessener Ruhe zu erklären!

➢ TAKEAWAY-MESSAGE

Leider kommt es trotz fortgeschrittener medizinischer Kenntnisse und höchster Sorgfalt auch heute noch zu Fehldiagnosen. Keine Frage – jede Fehldiagnose kann im schlimmsten Fall das Leben kosten und ist nicht akzeptabel. Daher setzen Mediziner alles daran, eine korrekte Diagnose zu stellen und entsprechende therapeutische Maßnahmen einzuleiten. Hierbei kann insbesondere der Einsatz digitaler Technologien und auf Algorithmen basierter Datenanalysen dazu beitragen, die ärztlich vorgenommene Anamnese zu optimieren und damit die Grundlage zu bilden, mit der fachlichen Expertise des Arztes ein maßgeschneidertes Therapiekonzept zu entwickeln.

Literatur:

Schwarzenbacher, K. (2019). Tod auf Bewährung: Falsche Diagnose und ein Sieg über das System, Ecowin, 2019.

Ronicke, S., Hirsch, M. C., Türk, E., Larionov, K., Tientcheu, D., & Wagner, A. D. (2019). Can a decision support system accelerate rare disease diagnosis? Evaluating the potential impact of Ada DX in a retrospective study. Orphanet journal of rare diseases, 14(1), p. 69.

Nanobots – kleine U-Boote in uns

Alles, was zukunftsweisenden Spielfilmen gleicht, wird nie echt werden, oder doch? Das denkt sich auch Leonardo, der sich gerne vorstellt, wie die Welt in seinem Körper aussieht und dass man alles so klein machen könnte, dass man die innere Welt so wie heute den Mars mit fahrenden Robotern erforschen könnte. Wie viele Situationen fallen dir spontan ein, in denen du früher etwas als unmöglich bezeichnet hast, was heute zur Realität oder Normalität geworden ist? Die Macher des Films „Die fantastische Reise" aus dem Jahr 1966 haben sich damals vorgestellt, dass es irgendwann in der Medizin möglich sein wird, große Transportmöglichkeiten wie ein U-Boot auf Mikrobengröße zu verkleinern und über die Blutbahn zu schicken. Eine sogenannte Schrumpfkur erforschen Bioingenieure, wenn sie an Nanorobotern arbeiten. Nanoroboter sind Minivehikel, die sich selbstständig durch den menschlichen Körper über die Blutbahn bewegen können. In der Medizin werden sie vor allem als medizinische Chance für schwere Erkrankungen wie Tumore bewertet. Bedeutsam ist, dass Nanobots unter Einbeziehung ärztlicher Expertise gesteuert werden können und so gezielt an Krankheitsherden wirken. Pharmazeutische Wirkstoffe oder auch biomolekulare Reparaturwerkzeuge beispielsweise können so über die Blutbahn transportiert werden und nur an dem bedürftigen kranken Organ wirken. Mediziner hoffen, dass somit Tumore gezielt bekämpft werden können – ohne eine Operation durchführen zu müssen. Denn durch solche autonomen, DNA-basierten Robotersysteme könnten verschiedene Krebsarten bekämpft werden, weil die Blutgefäße, welche zur Ernährung der Krebszellen dienen, den grundsätzlich gleichen Aufbau vorweisen. Dabei ist es wesentlich, dass die Nanobots so klein sind, dass sie nicht an den Kapillaren hängen bleiben und dort eine Stauung erzeugen. Was sich nach Science-Fiction anhört, wird bereits von Molekular-Maschinenbauern erforscht.

Die Entwicklung ist schon so weit gekommen, dass es programmierbare, molekulare Pick-up-Systeme gibt. An der University of Manchester haben es Forscher geschafft, aus biologischen Makromolekülen einen winzigen Roboterarm zu konstruieren, der einzelne Moleküle gezielt aufnehmen, kontrolliert bewegen und präzise wieder absetzen kann. Die Bioingenieure können eine Steuerung vornehmen, indem eine kontrollierte Zugabe von Säuren und Basen durchgeführt wird, weil Nanoroboter sensitive Rotoren besitzen. Mittels der Umgebungswärme kann der Nanomotor Drehbewegungen erzeugen. Nanomotoren dienen somit dem gezielten Antrieb von Nanorobotern, um die medizinischen Wirkstoffe zu transportieren. Ebenfalls haben Forscher einen Schwimmroboter entwickelt, der einen Arzneimittelstoff gegen Magengeschwüre zum Einsatzort befördert. Damit das Vehikel über die Schleimhaut gleiten kann, wird von den Laboranten ein säureresistentes Siliziumdioxid, eine dünne Nickelschicht mit einem Magnetfeld und einer Beschichtung aus Urease auf den Schwimmroboter gelegt.

Wissenschaftler entwickeln Nanobots nicht nur, um Medikamente oder andere pharmazeutische Botenstoffe gezielt durch die Blutbahn zur Bekämpfung von Krankheiten zu befördern. Es geht um einiges mehr bei der Entwicklung. Nanobots ermöglichen das Ersetzen von Organen und können möglicherweise in nicht allzu ferner Zeit das körperliche Altern reduzieren, vielleicht sogar stoppen. Sie sind in der Lage, selbstständig den Körper zu analysieren und den Körper von innen wieder aufzubauen, indem Zellen des Immunsystems angeregt werden. Der bekannte Protagonist Ray Kurzweil erwähnt in einer seiner Beschreibungen, dass sich Menschen irgendwann unsterblich machen können. Nach seinen Theorien könnte die Entwicklung im Jahr 2044 schon so weit sein, dass der Mensch vollständig mit Nanobots ausgestattet ist. Zellen können einen Stillstand erfahren und den Menschen in dem Alter verbleiben lassen, in dem er sein möchte. Mit solchen medizinischen Entwicklungen werden noch zahlreiche ethische und moralische Diskussionen erfolgen, bis der Einsatz von Nanobots alltäglich wird. Leonardo träumt davon, irgendwann kleine Baustellen in seinem Körper mit kleinen Maschinen, wie er es von Baustellen kennt, wenn er aus dem Fenster schaut, bearbeiten zu können. Durch die Miniaturisierung in der Medizin werden auch hier völlig neue Potenziale entfacht, sodass der Körper bis in den kleinsten Winkel vermessen werden kann. Sein Namensvetter Leonardo da Vinci war schließlich auch u. a. Maler, Bildhauer, Architekt, Mechaniker, Ingenieur, Philosoph und Naturwissenschaftler. Als Universalgenie ist er nicht nur für die Mona Lisa berühmt geworden, sondern auch für seine anatomischen Zeichnungen und seine Proportionsstudie „Der vitruvianische Mensch". Leonardo da Vinci würde heute sicherlich mit den Möglichkeiten der Digitalen Medizin viele neue Möglichkeiten sehen, um mit Luftschiffen den menschlichen Körper zu bereisen.

➢ TAKEAWAY-MESSAGE

Winzige Nanorobter können sich inzwischen selbstständig über die Blutbahn durch den menschlichen Körper bewegen. Damit sieht die Medizin vor allem für schwere Erkrankungen eine Möglichkeit, um beschädigte Organe auch ohne operativen Eingriff zu verbessern, vielleicht sogar zu heilen. Die Medizin ist hier schon recht weit fortgeschritten, doch es werden noch viele ethische und moralische Aspekte diskutiert. Doch eines steht fest: Der Patient wird digital neu vermessen werden.

Literatur:

Marsiske, H. (2019). Vierbeinige Mikroroboter krabbeln durch den Körper, URL: https://www.heise.de/newsticker/meldung/Vierbeinige-Mikroroboter-krabbeln-durch-den-Koerper-4335200.html, Abruf 01/2023.

Von der Weiden, S. (2019). Ein Antrieb für Nanobots, URL: https://www.vdi-nachrichten.com/technik/ein-antrieb-fuer-nanobots/, Abruf 01/2023.

Marusic, I., & Broomhall, S. (2021). Leonardo da Vinci and fluid mechanics. Annual Review of Fluid Mechanics, 53, pp. 1-25.

Hackerangriffe – wenn die Diebe schon im Vorgarten sind

Seit das Handy von Denise durch einen Hackerangriff betroffen war und alle ihre Fotos und Mails weg waren, hat sie Angst vor weiteren Hackerangriffen und macht sich auch Gedanken darüber, wie es um ihre Sicherheit außerhalb ihres Handys bestellt ist. Kann ihr Tesla-Auto gehackt werden, kann ihr zu Hause von Dritten überwacht werden und was ist, wenn sie bald ihre kleine OP mit einem DaVinci-Roboter im Krankenhaus hat? Sie mag gar nicht daran denken, was alles passieren könnte. Trotz bester Technologie im Kontext des Eigenheims nimmt die Kriminalität weiterhin zu. Einbrecher haben verschiedene Möglichkeiten, um in die vier Wände anderer Menschen zu gelangen und Geld sowie andere Gegenstände zu entwenden. Das passiert in der Realität, aber was ist mit der Virtualität? Cyberkriminalität nimmt ebenfalls zu. Ob es sich um Viren, Würmer & Co. handelt: Durch die immer raffinierteren Hackermethoden wird das Internet für Unternehmen sowie für Privatpersonen zur Gefahrenzone. Cyberrisiken werden heute nicht mehr nur in Unternehmen thematisiert, sondern auch von der Gesellschaft, und von jedem Bürger, der sich in irgendeiner Form der Digitalisierung hingibt. Der Trend von Smart Home stellt einerseits die Industrie 4.0 in den Vordergrund der heutigen Gesellschaft, zeigt andererseits aber auch das Ausmaß der zunehmenden Verwundbarkeit durch Angriffe aus dem Cyberspace. Universitäten wie zuletzt die Universität Duisburg-Essen werden zunehmend von Hackerangriffen heimgesucht, um Forschungsdaten zu stehlen.

Die Besonderheit von Cyberkriminalität im Gesundheitswesen ist die Sensibilität von Patientendaten. Es gibt die unterschiedlichsten Hintergründe, warum Gesundheitsdaten attraktiv sind. Da das Gesundheitswesen regelmäßig über zehn Prozent des Bruttoinlandsprodukts ausmacht, sind Gesundheitseinrichtungen auch ein wirtschaftlich interessantes Ziel von Hackerangriffen. Medizinische Daten im Darknet sollen laut einem Bericht von Radware höher gehandelt werden als Passwörter und Kreditkartendaten. Basis dafür sind die untereinander kommunizierenden

Maschinen, die uns den Tag verschönern oder aber unsere Gesundheit fördern und unterstützen sollen. Mehr Lebensqualität durch Smart-Home-Produkte und vor allem ein längerer Erhalt der Selbstständigkeit im Eigenheim. All das schafft die heutige Technologie. Und gleichzeitig macht uns das angreifbar. So hat sich beispielsweise der Vizepräsident der USA, Richard B. „Dick" Cheney nach dem Terrorangriff auf das World Trade Center die Fernsteuerung seines Herzschrittmachers ausschalten lassen, da er Sorgen hatte, selbst Opfer eines Hackerangriffes zu werden. Und das war vor rund 20 Jahren. Heute gibt es da ganz andere Möglichkeiten und Angriffspunkte. Immer wieder werden Krankenhäuser Opfer eines Cyberangriffs. Vieles bekommt man nicht mit, da das Lösegeld in Form von Kryptowährung stillschweigend gezahlt wird und das jeweilige Krankenhaus keine negative mediale Berichterstattung gebrauchen kann.

Heute ist es so, dass die Gesundheitswirtschaft nach einigen Quellen als die zweithäufigste von Cyberattacken betroffene Branche gilt, deren Akteure täglich oder wöchentlich von Hackerangriffen betroffen sind. Basis dafür ist die zunehmende Digitalisierung im Gesundheitswesen, die zur Vergrößerung der Angriffsfläche innerhalb der Branche beiträgt. Beschleunigende Faktoren sind die breite Einführung von Electronic Health Records Systems, also von elektronischen Patientenakten, die Integration der Internet of Things (IoT)-Technologie in Medizinprodukte sprich softwarebasierte medizinische Geräte wie MRTs, EKGs, Infusionspumpen und die Migration zu Cloud-Diensten. Es ist vor allem in dieser Branche von hoher Bedeutung, dass die IT zu jeder Zeit einwandfrei und zuverlässig funktioniert. Das gilt insbesondere für Beatmungsgeräte oder andere lebenserhaltende Geräte auf den Intensivstationen, cloud-basierte Überwachungsdienste, IoT-Geräten und die Selbst- oder automatisierte Verabreichung von verschreibungspflichtigen Medikamenten, da diese von der Technik abhängig sind. Wenn es zu einem Ausfall der gesamten Infrastruktur kommen würde, kann dies Menschenleben kosten. Kliniken stellen dahingehend immer öfter Cyber-Sicherheits-Spezialisten ein, um die Patienten und das Personal zu schützen. Neben dieser Herausforderung, die sich in den Gesundheitseinrichtungen abspielen kann, gibt es eine weitere Gefahr, die innerhalb der eigenen vier Wände vorzufinden ist. Laut der Kaspersky-Analyse ist rund jedes fünfte digitale Gerät im Gesundheitswesen einem Cyberangriff ausgesetzt. Dabei geht es einerseits um Diebstahl von Informationen durch unbefugte Dritte, aber auch um die Manipulation sensibler Informationen über Patienten. Dieses stellt ein hohes Gefährdungspotenzial dar und bedingt Erpressungs- und Diskreditierungsszenarien. Entscheidend ist und bleibt dabei der Faktor Mensch, der ein fehlendes Wissen und eine mangelnde Sensibilität gegenüber der Cyberkriminalität aufweist. So ist es wichtig, dass sich die Akteure im Gesundheitswesen mit den heutigen Informations- und Kommunikationstechnologien hinsichtlich des Datenschutzes und der Datensicherheit auseinandersetzen. Es besteht nicht nur die Gefahr, dass du unwissentlich abgehört wirst oder persönliche Daten an Dritte weitergibst, es gibt viel mehr Folgen und Risiken, die daraus entstehen können. Es besteht das Risiko von Modifizierungen, sodass zielgerichtete Angriffe auf Einzelpersonen z. B. durch die Abänderung einer Diagnose passieren, was unter Umständen tödliche Folgen mit sich bringen kann. Es gibt zwar Gefahren, die sensibilisieren sollten, allerdings ist sich der einzelne smarte Patient dessen bewusst und sieht dies als Teil der neuen digitalen Welt an, die auch vieles einfacher und schneller macht. Und so geht Denise heute auch davon aus, dass sie auf der einen Seite die Vorzüge der Digitalisierung genießt und nicht ihr Smartphone abschaffen will oder ihr geliebtes Tesla-Auto gegen einen qualmenden Bus eintauschen möchte. Und gleichzeitig ist sie sich dessen bewusst, dass sie nicht sicher ist vor weiteren Hackerangriffen. Denise vertraut allerdings auch darauf, dass die jeweiligen Anbieter der Produkte und Dienstleistungen gerade im Gesundheitswesen mit Bedacht das Thema im Blick haben, auch wenn es keinen hundertprozentigen Schutz gibt.

➢ TAKEAWAY-MESSAGE

Die Cyberkriminalität hat z. B. in Form von Viren in den vergangenen Jahren stark zugenommen, wodurch das Netz zur Gefahrenzone wird. Vor allem Gesundheitsdaten haben einen hohen Marktwert und sind äußerst lukrativ. Die zunehmende Digitalisierung im Gesundheitswesen bietet viele Vorteile, allerdings kann ein Zusammenbruch der Technik sogar Menschenleben kosten. Wichtig ist es daher, sich mit den heutigen Informations- und Kommunikationstechnologien hinsichtlich des Datenschutzes und der Datensicherheit auseinanderzusetzen und im Zweifel die jeweiligen Anbieter im Gesundheitswesen zu fragen, wie sicher die eigenen Daten sind. Und natürlich darf der Hinweis nicht fehlen, dass es auch an dieser Stelle darum geht, den Datenschutz nicht über den Gesundheitsschutz zu stellen.

Literatur:

Lang, M. (2019). Cyberkriminalität: Bedrohungslage unverändert, Klinik Management aktuell, 24(10), S. 66.

Sury, U. (2020). Digitalisierung im Gesundheitswesen. Informatik Spektrum 43, S. 442-443.

Online-Arzttermine buchen – das Wartezimmer abschaffen

Wanda sitzt auf der Parkbank, zückt ihr Smartphone und geht auf die Homepage ihrer Ärztin, wo sie sich in ihrem Kalender einen Überblick verschafft, welche Termine in der nächsten Zeit noch offen sind. Sie bucht schließlich einen Termin, bekommt eine Bestätigungsmail und hat sich wie in einem Flugzeug einen Sitz – im Wartezimmer ihrer Ärztin – reserviert. Wenn sie auf ihren Termin klickt, so erscheint auch eine virtuelle Zeitangabe, die sich kurz vor der Behandlung noch verändern könnte, sodass Wanda noch mal einen Kaffee trinken gehen kann und dann, wie es so schön heißt, just-in-time in die Arztpraxis kommt, die auch kein Wartezimmer mehr hat – wozu denn auch, denn es wartet ja niemand mehr. Einen Tag vor dem Termin erscheint eine Nachricht auf dem Smartphone, sodass sie den Termin auch mit einem Klick noch absagen kann, was wichtig für die Planung ihrer Ärztin ist. Auf diese Weise haben beide Seiten den Termin am darauffolgenden Tag fest im Blick. Dieses Vorgehen ist jedoch noch nicht der Regelfall. Deshalb richten wir den Blick einen Moment zurück.

In der heutigen Zeit, wo alle möglichen Prozesse digitalisiert werden, gibt es meistens den physischen Gang zum Arzt inklusive der Zeit im Wartezimmer und der vorab investierten Zeit für eine Terminvereinbarung. Der klassische Weg über das Telefon mit einer Warteschleife oder über eine Absprache vor Ort sorgt dabei nicht selten für Aufregung, manchmal sogar für Kopfschmerzen. Obwohl Kalender und Termine ein klassischer Fall für die Digitalisierung sind, vereinbart ein Großteil der Patienten Arzttermine immer noch wie in den 70er Jahren. Dabei gibt es schon seit über zehn Jahren Startups zur Online-Terminvergabe in Deutschland. Sei es aus aktuellem Krankheitsempfinden, als Dauerpatient aufgrund einer chronischen Erkrankung, ein Kontrollbesuch, eine Nachuntersuchung oder eine Befundbesprechung. In Verbindung mit dem Gang zum Arzt denkt man zunächst an das zeitraubende Sitzen im Wartezimmer. Geht es dir genauso? Bist du auch der Ansicht, dass deine

Zufriedenheit in direkter Verbindung mit deiner Wartezeit steht? Ungefähr sieben Stunden pro Jahr verbringst du als Patient in einem Wartezimmer. Und genau diese Zeit kann jeder sinnvoller nutzen. Überlege zudem, wie oft du bei den letzten drei Versuchen, eine Arztpraxis telefonisch zu erreichen, auf Anhieb erfolgreich warst. Nicht selten kommt es vor, dass die Arztpraxis bei deinem Anruf entweder schon geschlossen hat oder du dich in der Warteschleife auf Rückmeldung wiederfindest. Im schlimmsten Fall kommst du erst gar nicht durch, da die Leitung ständig besetzt ist. Wenn du es dann aber endlich bis ins Wartezimmer geschafft hast, zeigen sich neue Herausforderungen. Das Risiko, dort andere wartende Patienten anzustecken oder gar selbst angesteckt zu werden, ist gegeben. Ebenfalls können manche Patienten aufgrund des gesundheitlichen Zustands nicht lange im Wartezimmer verweilen, sodass die Gesundheit zusätzliche Belastung erfahren muss. Neben diesen Aspekten lastet ein enormer Druck auf dem behandelnden Arzt, weil dieser mit Blick in ein volles Wartezimmer jedem Patienten gerecht werden möchte und dieses durch ein schnelles Abarbeiten zu kompensieren versucht. Demnach leiden die Diagnostik und zugleich der weitere Behandlungsverlauf.

Die geschilderten Effekte könnte man einfach umgehen, indem man Online-Terminbuchungssysteme nutzt. Diese ermöglichen es, innerhalb von nur wenigen Sekunden einen Arzttermin verbindlich zu vereinbaren. In den letzten Jahren haben sich die Bedürfnisse der Patienten verändert und die Offenheit zur Digitalisierung ist gewachsen, sodass nun die Angebote Anklang finden. Neue Technologien vereinfachen die Integration von Software in die Praxiskalender der Ärzte. Bereits heute nutzt nach verschiedenen Untersuchungen jeder Dritte die Online-Terminbuchung. Dir ist es sicherlich auch schon passiert, dass der Terminzettel abhanden gekommen ist und du vergebens danach gesucht hast. Mit einer Online-Terminbuchung passiert das eher nicht mehr. Nach Buchung eines verbindlichen Praxistermins erhältst du sofort die Terminbestätigung per Mail (oder Nachricht) sowie einen Eintrag in den Kalender deines Smartphones. Ohne lange Wartezeit und lang andauernde Telefongespräche kannst du einen für dich idealen freien Termin einsehen und diesen für dich sichern. In der Arztpraxis wird durch diesen automatisierten Prozess das Personal sinnvoll entlastet. Neben der automatischen Terminerinnerung wird Wanda auch über bevorstehende Vorsorgeuntersuchungen oder das Eintreffen externer Befunde per Push-Nachricht über die entsprechende App informiert. Auch der Kommunikationsweg wird digital erweitert, sodass Wandas Ärzte Messenger-Dienste nutzen, um mit ihr zu kommunizieren. Daraus ergibt sich für beide Seiten – die Patientin und die Arztpraxis – eine deutliche Verbesserung im gesamten Organisationsablauf. Die hierdurch gewonnene Zeit kann die Praxis für eine intensivere Versorgung des Patienten vor Ort nutzen und hierdurch eine stärkere Patientenbindung erzielen. Und wenn Wanda in die Arztpraxis kommt, dann genießt sie die Stille, denn es klingelt kaum noch das Telefon.

➢ TAKEAWAY-MESSAGE

Nie wieder in einem vollen Wartezimmer sitzen bzw. es wird das Wartezimmer bestenfalls gar nicht mehr geben! Das wünscht sich doch jeder, vor allem in Hochphasen von Grippewellen. Solltest du dich noch nicht mit Online-Terminbuchungssystemen auskennen, dann probiere es einfach aus. Du wirst dir und der Arztpraxis hiermit nämlich viel Zeit und Energie sparen. Außerdem hast du durch den Einblick in alle verfügbaren Termine der Praxis eine gute Übersicht, die du mit deinem Kalender matchen kannst. Du musst deine privaten Termine nicht mehr zwangsläufig verschieben, du kannst den Termin auch einfacher absagen oder umbuchen, ohne dabei viel Zeit in Anspruch zu nehmen.

Literatur:

Bundesgesundheitsministerium (2019). Schnellere Termine, mehr Sprechstunden, bessere Angebote für gesetzlich Versicherte, URL: https://www.bundesgesundheitsministerium.de/terminservice-und-versorgungsgesetz.html, Abruf 01/2023.

Dpa (2019). Patienten wollen online Arzttermine vereinbaren, Deutsches Ärzteblatt 2019, URL: https://www.aerzteblatt.de/nachrichten/104536/Patienten-wollen-online-Arzttermine-vereinbaren, Abruf 01/2023.

Prinz, S., Rashid, A. (2015). Online-Terminmanagement: Viele Potenziale für Arztpraxen, Deutsches Ärzteblatt 2015; 112(15), S. 8, URL: https://www.aerzteblatt.de/archiv/169213/Online-Terminmanagement-Viele-Potenziale-fuer-Arztpraxen, Abruf 01/2023.

Fahimi-Weber, S., Möllering, K., Matusiewicz, D. (2019): Der Marketingeffekt einer Online-Terminierung für Ärzte, in: Matusiewicz, D., Stratmann, F., Wimmer, J.: Marketing im Gesundheitswesen, Springer Gabler, 1. Auflage, 2019, S. 333-340.

Arztpraxis digital – real und virtuell

Bislang ist es öfter üblich, dass ein Patient wie Andreas seine Verantwortung an der Schwelle zur Arztpraxis abgibt. Nachdem er sich bei der Dame hinter dem Tresen angemeldet hat und seine Krankenkassenkarte durchgezogen wurde, sucht er das Wartezimmer auf und schaut nach links und rechts, wie viele Patienten vor ihm sind, um die ungefähre Wartezeit abzuschätzen (zur digitalen Terminfindung siehe das vorausgegangene Kapitel). Er sitzt geduldig im Wartezimmer, blättert gelegentlich in den Zeitschriften – es gibt sogar das Gerücht, dass die meisten Patienten gerne an einem Donnerstag in die Arztpraxis kommen, da an diesem Tag neue Zeitschriften geliefert werden. Und überhaupt gibt es in Deutschland viel zu viele Arztkontakte, sodass gesetzlich versicherte Patienten aus Abrechnungszwecken gerne einen nächsten Termin im nächsten Quartal erhalten. Nachdem er endlich zum Arzt gerufen wird, hat er im Durchschnitt meist nur fünf Minuten Zeit, um sein Anliegen zu äußern, bevor der Arzt ihn unterbricht, seine Symptome zu einer Verdachts- oder gesicherten Diagnose zuordnet und ihm ein Rezept ausstellt. In einigen Fällen ist eine Weiterbehandlung bei einem anderen Arzt notwendig, sodass wieder einige Zeit vergeht und die Situation von vorne beginnt. Studien zeigen, dass der Patient, wenn er in der Apotheke sein Rezept einlöst, einen Teil des Gespräches mit dem Arzt wieder vergessen hat, obwohl sein Stuhl beim Arzt noch warm ist, und er teilweise nicht mehr weiß, wofür er die Medikamente verschrieben bekommen hat. Das ist die Situation, die sich so oder so ähnlich in über hunderttausend Arztpraxen in Deutschland abspielt.

Und doch scheint sich derzeit einiges zu verändern. Der smarte Patient kommt heute frisch gegoogelt nach meist immer noch mehrwöchiger Wartezeit zu seinem Arzt, der sich heute beklagt, ihn zuerst „entgoogeln“ zu müssen, um ihn so weit zu haben, dass er ihn unvoreingenommen behandeln kann. In einigen Praxen hängt eingerahmt ein Zettel mit den Worten „Patienten, die eine Diagnose bereits über Google bezogen haben, werden gebeten, die Zweitmeinung nicht bei uns, sondern bei Yahoo einzuholen.“ Dies sagt viel über die Kultur und das Verständnis im deutschen Gesundheitswesen aus.

Der smarte Patient gibt heute nicht mehr gerne die Verantwortung gänzlich ab, sondern informiert sich vor dem Arztbesuch und bringt seine eigenen Gesundheitsprotokolle mit. Als smarter Patient hast du dir auch schon deine Fragen z. B. als Notiz auf deinem Smartphone gespeichert und gehst diese gemeinsam mit dem Arzt durch und notierst dir ggf. wesentliche Antworten. Mitunter wird davon ausgegangen, dass es keine empathisch unterlegten Diagnosen mehr geben wird, wenn zu viel Technik dazwischen liegt. Dies ist jedoch nicht zu erwarten. Das Berufsbild des Arztes wird sich allerdings erheblich verändern. Die Frage, ob Digitalisierung den Arztberuf ersetzen wird, ist bereits die falsche Frage. Das grundlegende Ziel ist es schließlich, deine Behandlung zu verbessern. An der Stelle sei anzumerken, dass sich eine fernmündliche Diagnostik insbesondere zur reinen Konsultation eignet. Einige der Tätigkeiten des Arztes wie z. B. das Abtasten des Patienten sind heute nur vor Ort möglich. Es gibt allerdings in den Bereichen des Ultraschalls oder der Blutanalyse in Zukunft auch Möglichkeiten, diese außerhalb der Arztpraxis vorzunehmen und teilweise selbst von zu Hause aus. Und natürlich braucht es noch eine ganze Zeit Ärzte vor Ort, um die Diagnosen richtig zu stellen und eine passende Therapie für die Patienten zu finden. Es zählen auch dein Gesichtsausdruck, deine kaltschweißige Haut, deine Gesichtsfarbe, deine Zungenbeschaffenheit, das Zittern deiner Finger. Für den Therapieerfolg spielt häufig das persönliche Vertrauensverhältnis eine wichtige Rolle. In Zukunft werden immer mehr Patienten erst gar nicht den Weg in die Arztpraxis suchen, sondern von zu Hause telemedizinisch von Ärzten betreut. Das spart viel Zeit und hat seit der Corona-Krise einen Anstieg an Nutzerzahlen erzeugt. So werden die eigenen Daten und Symptome entweder vorher hochgeladen oder es wird während des Gespräches ein Zugang zu diesen gewährt. Und Ärzte wiederum werden neben den normalen Behandlungszimmern auch technisch eingerichtete Video-Sprechzimmer haben und den Patienten digital konsultieren. Der Arzt bringt im Gegensatz zur reinen digitalen Technologie eine persönliche Komponente mit. Wissen, Empathie sowie bereits erlangte Erfahrungen spielen hier eine große Rolle. Die Digitalisierung ist wie ein Hilfsinstrument zu sehen. Sie ist das, was für die Physik die Mathematik ist. Mit Sicherheit können wir allerdings feststellen, dass die Kombination aus Arzt und digitaler Technik einen großen Erfolg verspricht. Und so möchte Andreas diese digitalen Services in Zukunft öfter nutzen, denn als junger Familienvater und ambitionierter Angestellter hat er besseres zu tun als für ein paar Minuten Arztgespräch einen halben Tag damit zu verplempern, einen Parkplatz zu finden und im Wartezimmer herumzusitzen.

➢ TAKEAWAY-MESSAGE

Der Arzt wird in Zukunft immer häufiger digital aufgesucht. Und das ist auch gut so, denn das ist zeiteffizient und hat in den meisten Fällen die gleiche Qualität und damit das gleiche Ergebnis. Richtig angewandt könnte sich hier also eine gewaltige Chance für das Gesundheitswesen und das Wohl der Patienten bieten. Ob diese Zusammenarbeit sich in Zukunft bewähren wird, steht für uns außer Zweifel. Und du als smarter Patient stimmst mit den Füßen ab. Du entscheidest, welchen Arzt du wie aufsuchst.

Literatur:

Brinker, T. J., Hekler, A., Enk, A. H., Klode, J., Hauschild, A., Berking, C., Schilling, B., Haferkamp, S., Schadendorf, D., Holland-Letz, T., Utikal, J. S., von Kalle, C., & Collaborators (2019). Deep learning outperformed 136 of 157 dermatologists in a head-to-head dermoscopic melanoma image classification task. European journal of cancer (Oxford, England : 1990), 113, pp. 47-54.

Schürer, M., Chen, K. T., Jochimsen, T., Ullmann, M., Patt, M. Tiepolt, S., Schroeter, M., L., Weise, C., Saur, D., Zaharchuk, G., Sabri, O. & Barthel, H. (2020). „Einfluss künstlicher Intelligenz auf beta-Amyloid(Aß)-PET/MRT-Untersuchungen“, Nuklearmedizin, 59(02), S. 97-98.

Ullrich, H., Wittenberg, E., (2019). „KI ersetzt den Arzt nicht, kann aber bei der Diagnose eine wertvolle Hilfe sein“, DIW Wochenbericht, Deutsches Institut für Wirtschaftsforschung, Berlin, 86(9), S. 342.

Online-Sprechstunde – der Arzt in der Hosentasche

Bislang war der Arzt immer der „Gott in Weiß", bei dem man lange im Voraus einen Termin machen und an der Sprechstundenhilfe vorbeikommen musste, damit er einen empfing (wie in den letzten beiden Kapiteln dargestellt). Diese berufsbezogene Hierarchie ist etwas aus der Zeit gefallen – übrigens genauso bei einer Vielzahl von anderen Berufen. Heute gibt es den Arzt in der Hosentasche. Wenn man privat dafür bezahlt, schon in kurzer Zeit und von überall. Das mag dem einen oder anderen Bewahrer des Berufsstandes missfallen, allerdings ist es ein Prozess, der sich nicht aufhalten lässt und in die Zeit passt. Der Arzt wird zum Dienstleister für den Patienten, der in Form der Selbstzahlung zum Kunden wird. Die Online-Sprechstunde ist allerdings nicht nur etwas für Selbstzahler, auch einige Krankenkassen bieten die Online-Sprechstunde für ihre Versicherten an. So interessiert sich Onna für einen Arztchat mit der App ihrer Krankenkasse, der 24/7 und mit garantiertem Schutz vor zusätzlicher Ansteckung im Wartezimmer zur Verfügung steht. Über die Chat-Funktion in der App nimmt Onna bezüglich ihrer Erkältungssymptome vom Wohnzimmer aus Kontakt zu einer medizinischen Fachkraft auf, indem zunächst ihre Symptome und deren Stärke abgefragt werden. Damit wird sichergestellt, dass Onna genau die richtige ärztliche Versorgung erhält. Bei Symptomen, die für eine Fernbehandlung nicht geeignet sind, wird Onna der für sie passende Ansprechpartner (Hausarzt, ärztlicher Bereitschaftsdienst oder Notarzt) genannt. Sollte eine Fernbehandlung für sie als Patientin in Frage kommen, wird über die medizinische Fachkraft ein Termin für die ärztliche Video-Behandlung vereinbart. Onna loggt sich in der App ein und bespricht ihr Anliegen mit ihrem Online-Arzt.

Wie kommunizierst du eigentlich mit deinem Arzt und welche Mittel und Wege nutzt du, um mit diesem in Kontakt zu treten? Die Digitalisierung hat es ermöglicht, dass wir nicht gleich bei jeder Fragestellung eine Arztpraxis aufsuchen müssen. Ganz gleich, ob es sich um deinen Hausarzt oder einen Facharzt handelt. Denn möglich machen es die neuen Kommunikations- und Informationstechnologien, die die Arzt-Patienten-Beziehung erweitern. Die digitale Arzt-Patienten-Kommunikation ist eine logische Weiterentwicklung der digitalen Medizin. Die veränderte Kommunikation basiert zum einen auf den Möglichkeiten, aber zum anderen auch auf neuen Bedürfnissen, Erwartungen und Kommunikationsgewohnheiten. Denn vor allem du als Patient suchst in der dynamischen Welt nach Zeit- und Aufwandsersparnissen. So nimmst du es vielleicht auch dankbar an, Bankgeschäfte online zu erledigen, online einzukaufen, asynchron per Messenger oder Mail zu kommunizieren und ebenso die Online-Geschäftsstelle der Krankenkasse zu nutzen. Um Betreuungsengpässen in der Familie, beruflichen Terminen und Dienstreisen vorzubeugen, bieten immer mehr Ärzte eine Online-Sprechstunde an und geben dem Patienten digitale Möglichkeiten zur Beschaffung von Gesundheitsinformationen und damit auch zur gesundheitlichen Förderung. Mehr als die Hälfte der heutigen Smartphone-Nutzer hat mindestens eine Gesundheits-App auf dem Handy und mehr als 60 Prozent suchen auf dem Weg nach Gesundheitsinformationen. Außerdem ist die Auswahl an Gesundheits-Apps gestiegen. Daher ist es auch aus wirtschaftlicher Sicht sinnvoll, dass die Arztpraxen mehr digitale Instrumente implementieren. Um Wartezeiten und vor allem auch um Antworten zu unüblichen Zeiten zu vermeiden, würden heute schon mehr als drei Viertel der Menschen eine Online-Sprechstunde in Anspruch nehmen. Jeder Zweite nutzt bereits die Online-Kommunikation für den Arztkontakt. Als Online-Kommunikation bezeichnet man die digital basierte Video-Sprechstunde, das Telefongespräch mit dem Arzt, den Mailverkehr und den Online-Chat. Neben dem Vorteil, dass du Zeit sparst und den Arzt zu jeder Zeit kontaktieren kannst, ist die Entwicklung vor allem in unterversorgten Gebieten eine Chance für Patienten. Mithilfe der face-to-face-Möglichkeit über eine Video-Konsultation können Bewohner in unterversorgten Regionen auch bei kleinsten körperlichen Veränderungen den Arzt telemedizinisch aufsuchen. Denn oftmals stellt sich die örtliche Distanz oder eben der Zeitaufwand als Grund dar, warum Krankheiten zu spät erkannt und behandelt werden. Dabei nützt die face-to-face-Variante dem behandelnden Arzt genauso viel wie dir als Patient. Denn zum einen kann dieser auf Risiken hinweisen und Behandlungsverläufe intensiver betrachten, um eine genauere Diagnose stellen zu können, zum anderen erspart sich auch der Arzt die langen Anfahrtswege bei Hausbesuchen und erfreut sich an normal gefüllten Patientenzimmern, sodass dadurch mehr Zeit für das Wesentliche der ärztlichen Berufung ist: das Behandeln. Und wenn du dir dennoch die Frage stellst, ob digitales face-to-face weniger Wertigkeit hat als in der Realität, gibt dir vielleicht eine kürzlich durchgeführte Studie Entscheidungshilfe. So wurde über eine internationale Literaturanalyse mit ergänzender Expertenbefragung ermittelt, dass der Kontakt per Video bei vielen Indikationen und Behandlungsanlässen medizinisch gleichwertig ist. Vor allem könnten vereinbarte Therapieziele schneller erreicht werden, weil die Kontrollmöglichkeit digital basiert besser funktioniert und ebenso schnellere Diagnosen durch frühzeitiges Kontaktieren erfolgen. Solltest du dich als chronisch Kranker oft unbetreut fühlen, weil der Arzt vor Ort dir das Gefühl gibt, dass draußen im Wartezimmer noch Patienten warten? Zumindest ist dies nicht unvorstellbar und ist immer wieder passiert. Hier scheint die Video-Konsultation zu zeigen, dass sich die Patienten näher zum Arzt fühlen und letztlich mehr Verständnis und Ruhe vorhanden sind. Monitoring und Messwerte sind nicht nur bei Chronikern ein Thema, sondern auch bei Reha-Patienten oder bei aus dem Krankenhausaufenthalt entlassenen Patienten. Durch diese erweiterte Betreuung kannst du als Patient eine Gesundheitsversorgung kurzfristiger in Anspruch nehmen oder aus ärztlicher Sicht gesehen kann der behandelnde Arzt eine langfristige Versorgung bedarfsgerecht gewährleisten. Onna schätzt ihren Arzt in der Hosentasche sehr, denn das macht sie unabhängig und gibt ihr ein gutes Gefühl, immer jemanden erreichen zu können. Und immer ist immer dann, wenn Onna es für sinnvoll hält.

➢ TAKEAWAY-MESSAGE

Nutze die Möglichkeiten der digitalen Medizin. Verbringe die gewonnenen Stunden mit persönlicher Nähe zu Menschen, die dir wichtig sind. Einen Arzt mittels digitaler Technologien zu kontaktieren, bringt dir schnelle und angemessene Handhabung des gesundheitlichen Problems oder schnelle Beantwortung deiner Fragen. Scheue dich nicht davor und informiere dich telefonisch oder in deinem Netzwerk, wenn Ungewissheit vor dem Neuen vorhanden ist. Du wirst die neuen Möglichkeiten schätzen lernen. Wenn du dann den persönlichen Kontakt zum Arzt in seiner Praxis benötigst, dann ist das Wartezimmer leerer und der Arzt kann sich deinem Problem intensiver widmen.

Literatur:

Berlin-Chemie AG (2019). Digitale Unterstützung fördert Arzt-Patienten-Kommunikation. MyTherapy im Praxistest. URL: https://www.diabetologie-online.de/a/mytherapy-app-im-praxistest-digitale-unterstuetzung-foerdert-arzt-patienten-kommunikation-1979866, Abruf 01/2023.

KBV (2019). Videosprechstunde. URL: https://www.kbv.de/html/videosprechstunde.php, Abruf 01/2023.

Thranberend, T. (2016). Digitale Arzt-Patienten-Kommunikation: eine logische Entwicklung. Oder?. Bertelsmann-Stiftung. URL: https://blog.der-digitale-patient.de/digitale-arzt-patienten-kommunikation-video-sprechstunde/, Abruf 01/2023.

Turzer, Co. (2019). „Völlig überholt, Befunde auf Papier von einem Arzt zum nächsten zu tragen". Welt. URL: https://www.welt.de/wirtschaft/article204685584/TK-Chef-Jens-Baas-Die-digitale-Patientenakte-ist-nur-der-erste-Schritt.html, Abruf 01/2023.

Ärztliche Dokumentation – warum dein Arzt gerne Stift und Papier nutzt

Während Patrick auf seinem Stuhl im Behandlungszimmer sitzt, sieht er vor sich seine Patientenakte liegen. Da er ungeduldig schon lange auf den Arzt wartet und sein Blick bereits über alles in der Praxis gewandert ist, schnappt er sich seine Karteikarte und versucht darin zu lesen. Die Handschrift des Arztes ist für ihn wie eine Geheimschrift, die er zu dechiffrieren versucht. Fast schon wie ein Code. Er legt die Karteikarte schnell weg und verlässt sich darauf, dass der Arzt oder die Sprechstundenhilfe dies entschlüsseln können. Vielleicht ist es wie beim Jäger, der eine eigene Fachsprache zu haben scheint, damit Nicht-Jäger nicht mitreden können. So haben auch Ärzte ihre geheime Sprache. Wenn der Patient „supranasal übersichtlich strukturiert ist" bedeutet dies nichts weiter, als dass das Gehirn über der Nase liegt, dass also der Patient für nicht sonderlich intelligent gehalten wird. Patrick hat auch einen Eintrag mit den beiden Buchstaben P und A und einem langen Strich dahinter gesehen. Er fragt sich, was das denn heißen könnte, Patient oder Paracetamol oder vielleicht Pankreas? Da er die Antwort nicht kennt, besinnt er sich auf die Rolle des Patienten – geduldig auf den Arzt wartend und hoffend, dass er mit ihm „patientisch" sprechen wird, also in einer einfach verständlichen Sprache.

Im Zeitalter der Digitalisierung versuchen die unterschiedlichsten Branchen, sich auf digitale Abläufe einzustellen. Branchenübergreifend soll die Digitale Transformation in Angriff genommen werden, um den Bedürfnissen der Menschen gerecht werden zu können: Bestellungen online aufgeben und online bezahlen. Online-Kommunikationsdienste werden für den Kunden immer wichtiger und stellen somit ein nicht zu unterschätzendes Kaufkriterium dar. Auch im Gesundheitswesen wird sowohl in Profit- als auch in Non-Profit-Unternehmen die Digitalisierung immer stärker implementiert. Laut dem Praxisbarometer Digitalisierung, welches das Berliner IGES-Institut im Auftrag der Kassenärztlichen Bundesvereinigung erstellt hat, gelten große interdisziplinär arbeitende Praxen und Hausärzte als Vorreiter bei der Digitalisierung der vertragsärztlichen Versorgung. Von den Befragten nutzen zwar viele Praxen ihre digitale Software zur Dokumentation und mehr als die Hälfte verwenden eine digitale Terminplanung. Allerdings sind telemedizinische Behandlungen immer noch recht selten – trotz steigender Tendenz. Die Corona-Pandemie hat auch die Verbreitung der Telemedizin beschleunigt. Dennoch ist es so, dass nicht wenige Akteure im Gesundheitswesen für die ärztliche Dokumentation weiterhin gerne Stift und Papier favorisieren. So verwundert es nicht, dass bei einer Reihe von niedergelassenen Ärzten eine Digitalisierung der Praxen nicht gerade mit höchstem Elan vorangetrieben wird. Denn selbst wenn die praxisinterne Digitalisierung in der vertragsärztlichen Versorgung weitreichend etabliert worden ist, werden für die externe Kommunikation zwischen Praxen oder mit Krankenhäusern immer noch Dokumente mit Papier und Stift angefertigt und als bevorzugtes Medium definiert. Die schriftliche Kommunikation erfolgt zwischen verschiedenen Praxen zu einem hohen Anteil immer noch in Papierform, dies gilt auch für die Kommunikation mit Krankenhäusern. Praxen tauschen bis heute den geringeren Teil an Arztbriefen oder Befunddaten digital aus. Das Faxgerät soll nicht unerwähnt bleiben. Warum wollen einige Ärzte nur ungern auf Papier verzichten, wirst du dich als Patient in der doch so modern eingerichteten Arztpraxis fragen, wie der vorerwähnte Patrick, der immer noch auf den Behandlungsbeginn wartet. Wichtig ist es aber, dass die Patienten ihr Empfinden äußern, Denk- und manchmal sogar Handlungsanstöße geben. Bist du denn auch bereit zur überfälligen Transformation? Hast du den Arzttermin online gebucht, vorab die Chatfunktion genutzt oder die virtuell dargestellte Arztpraxis besichtigt, um mehr über die Praxis zu erfahren? Auch könntest du vorab eine Videotelefonie geschaltet haben, um dir ein Bild des neuen Arztes zu machen. Sollte deine Antwort nein lauten, du jedoch eine solche Kommunikation wünschen, dann musst du dich selbst hinterfragen und deinen Arzt darauf ansprechen. So bleibt die Frage offen, warum über die Hälfte der Ärzte Notizen (meist über Patientengespräche) mit Stift und Papier und nicht mit digitalen Medien erstellt. Das bedeutet zugleich nicht, dass die klassische Dokumentation gänzlich verurteilt werden soll. Denn die Ärzte sind nicht selten verunsichert, was die digitalen Möglichkeiten angeht. Dein betreuender Arzt braucht heute, aus steigenden juristischen Zwängen, von dir als Patienten viele Verträge, die rechtssicher archiviert werden müssen. Eine Verpflichtung zur Dokumentation und Unterschrift liegt bei der Aufklärung über Risiken und Einverständnis von diagnostischen Eingriffen, Impfungen, Medikamenten mit häufigen Nebenwirkungen, von Medikamenten außerhalb des durch die Arzneimittelbehörden zugelassenen Gebrauchs, von Narkosen und von Operationen vor. Ebenfalls bei Behandlungsverträgen, Genehmigungen sowie bei der Aufbewahrung von Impfstoff-Chargen und Blutprodukten. Um auf Papier, Unterschrift und die herkömmliche Aufbewahrung verzichten zu können, müssen die rechtssichere digitale Signatur, die juristisch verwertbare Archivierung und die Ausstattung der Gerichte mit moderner Informatik noch optimiert werden. Das erfordert natürlich auch eine intensive Befassung mit dem Thema und damit den Einsatz von Zeit. Zu bedenken ist weiterhin, dass der Arztbesuch meistens weniger als zehn Minuten dauert. Diese fünf bis zehn Minuten beginnen beim Betreten des Arztzimmers. Du als Patient erwartest in diesen wenigen Minuten die hundertprozentige Aufmerksamkeit des Arztes und möchtest diese auch durch Blickkontakt bestätigt wissen. Jeder Arzt trifft täglich neue Patienten und es wird von ihm erwartet, dass er bei dem nächsten Kontakt mit dir noch Anhaltspunkte zur Vorgeschichte hat. Dieses verlangt dem Arzt nicht nur eine individuelle Krankenakte ab, sondern noch wesentliche weitere Faktoren, die ausschlaggebend für eine Verdachtsdiagnose, eine Ursache oder aber als Nebeneffekt zu deuten waren. Du als Patient möchtest dich einfach durch persönliche Merkmale vom Arzt erkannt wissen. Um diese Stichpunkte immer übersichtlich parat zu haben, ist die handschriftlich geführte Patientenakte je nach Praxisstruktur mitunter am schnellsten einsatzfähig und dient als komplexe Übersicht – so die Argumentation der Ärzteschaft. Darüber hinaus empfinden Ärzte die zunehmende Digitalisierung in Bezug auf das Wissen des Patienten gelegentlich auch als belastend, weil dieser zunehmend anmerkt, seine Erkenntnisgewinnung aus dem Internet stimme nicht mit der getätigten Äußerung des Arztes überein. Und um dabei zugleich auch auf den Datenschutz einzugehen, möchten Ärzte nicht selten aus Sorge um die Sicherheit der Gesundheitsdaten auch weiterhin Stift und Papier nutzen und schriftlich geführte Notizen im Schrank wissen.

Du als Patient hast einen spürbaren Mehrwert durch die digitalisierten Formulare. Jederzeit kannst du das Dokument selbstständig bearbeiten, ändern und vervollständigen. Mit einem Tablet kannst du dir die Zeit im

Wartezimmer verkürzen und vor dem Arztkontakt das Gespräch und wichtige Fragen durchgehen. Damit bleibt mehr Zeit für das individuelle Gespräch und deine persönlichen Anliegen. Die einmal angelegten und erfassten Daten sind dann für verschiedene Behandler nützlich und können per Mausklick leicht und schnell an andere Akteure weitergeleitet werden. Dieses erspart wiederum das mehrmalige Abarbeiten von Fragebögen und reduziert zudem den zeitlichen Aufwand, um einen anderen Behandler in der Versorgungskette aufzufinden. Schlussendlich ist diese digitale Entwicklung die Grundlage für deine Befähigung zum smarten Patienten. Nach langer Recherche und vielen Konsultationen hat Patrick rausbekommen, dass die Buchstaben P und A für Paracetamol standen. Am Ende hatte er mehr Kopfschmerzen wegen dieser Unklarheit.

➢ TAKEAWAY-MESSAGE

Die ärztliche Dokumentation kann und muss durch Digitalisierungsprozesse vereinfacht und optimiert werden. Aktuell setzen viele Mediziner weiterhin zumindest in Teilen auf klassische handschriftliche Notizen. Das ist auch auf eine bislang mangelnde rechtssichere Absicherung für die Patienten zurückzuführen – hier gibt es noch Optimierungsbedarf und leider auch die fehlende Bereitschaft, dass Ärzte über ihre bisherige Tätigkeit hinaus noch tiefer in die Digitalisierung eindringen. Es sieht danach aus, dass wir noch eine Weile damit zu tun haben, die Schrift des Arztes zu entziffern. Werde nicht müde, deine Interessen einzufordern. Smarte Patienten brauchen elektronische Dokumente rund um ihre Gesundheit.

Literatur:

Albrecht, M., Sander, M., Temizdemir, E. (2020). Praxis Barometer Digitalisierung. IGES Institut. URL: https://www.kbv.de/media/sp/IGES_KBV_PraxisBarometer_2020.pdf, Abruf 01/2023.

Krüger-Brand, H. (2018). PraxisBarometer Digitalisierung: Fortschritte unterschiedlich verteilt. Deutsches Ärzteblatt 2018. URL: https://www.aerzteblatt.de/archiv/202202/Praxisbarometer-Digitalisierung-Fortschritte-unterschiedlich-verteilt, Abruf 01/2023.

Nützel, N. (2017). Viele Ärzte setzen auf Stift und Papier. Sendung B5 Wirtschaft und Börse.

Apps auf Rezept – die neuen digitalen Pillen

Diana hat starkes Übergewicht und möchte ihre Gewohnheiten ändern. Sie hat gehört, dass es dafür eine App auf Rezept gibt, die sie von ihrem Hausarzt verschrieben bekommt. Die App unterstützt sie als digitale Therapie, ihre Gewohnheiten zu ändern mit dem Ziel der Gewichtsreduktion. Sie möchte die sogenannte multimodale Adipositastherapie via Smartphone in Anspruch nehmen und macht schließlich einen Termin bei ihrem Hausarzt. Für diesen ist diese App auch neu, er informiert sich und stellt fest, dass dies eine von über 30 derzeit zugelassenen Digitalen Gesundheitsanwendungen (DiGA) ist, die im sogenannten DiGA-Verzeichnis beim Bundesinstitut für Arzneimittel und Medizinprodukte (BfArM) gelistet ist und zulasten der gesetzlichen Krankenversicherung verschrieben werden kann. Das DiGA-Verzeichnis soll es dir sowie auch deinem Arzt oder Psychotherapeuten ermöglichen, sich schnell und einfach einen Überblick über alle geprüften DiGA zu verschaffen und diese speziell für deinen Bedarf und deine gesundheitliche Situation zu vergleichen. Dafür werden viele Informationen bereitgestellt, die man sich anschauen kann. Der Arzt druckt Diana also ein Rezept mit dem Namen der App und der Pharmaziezentralnummer (PZN) der App aus – also genau wie bei einem Medikament. Diana reicht das Rezept bei ihrer Krankenkasse ein und erhält einen Zugangscode, den sie nach dem Download der App eingeben kann, um die App kostenfrei zu nutzen. Früher wurden vom Arzt Pillen verschrieben, heute sind es „digitale Pillen“ in Form von Bits und Bytes. Diana ist froh, nun eine wissenschaftlich geprüfte Gesundheits-App für ein paar Monate nutzen zu können.

Deutschland hat einen großen Nachholbedarf in digitalen Gesundheitsangeboten. Im Ländervergleich zeigen sich deutliche Unterschiede darin, was den Patienten ermöglicht und angeboten wird. Deutschland war hier jahrelang Schlusslicht in direkten Ländervergleichen – auch innerhalb von Europa. Doch das hat sich geändert. Durch die Möglichkeit, eine App vom Arzt verschrieben zu bekommen, wurde eine Möglichkeit geschaffen,

Zugang für rund 70 Millionen Menschen in der gesetzlichen Krankenversicherung zu gewähren. Auch die rund zehn Millionen privat Versicherten orientieren sich an diesen zugelassenen Gesundheits-Apps. Damit ist Deutschland zum Vorbild für viele andere Länder geworden, und du kannst davon profitieren. Sieh dir das „DiGA-Verzeichnis" beim BfArM einmal an, um zu erkunden, ob da auch eine App für dich hinterlegt ist, die du ggf. sogar anstatt oder ergänzend zu einem Medikament (z. B. bei Schmerzen) nutzen kannst. Es gibt diese DiGA für Indikationen wie Migräne, Tinnitus, Phobien, Multiple Sklerose, Depressionen, Schlafstörungen und viele andere Bereiche. Diese digitalen Anwendungen stehen entweder als App oder als eine Webanwendung zur Verfügung und wurden je nach Studienlage vorläufig oder dauerhaft in das Verzeichnis aufgenommen. Viele der Apps funktionieren verhaltenstherapeutisch, d. h. sie sind wie eine Art Coach und geben Hilfestellungen und Tipps. Man lernt dadurch entweder, besser mit einer Erkrankung zurechtzukommen, die Erkrankung abzumildern oder die App zur Heilung einzusetzen. Eine DiGA ist somit eine Gesundheits-App, die dabei hilft, eine Krankheit zu erkennen, Patienten während der Behandlung zu begleiten und dadurch den Behandlungserfolg zu verbessern und die Lebensqualität zu steigern. Diese kann entweder allein vom Patienten oder von Arzt und Patient gemeinsam genutzt werden. Wichtig dabei ist, dass die digitale Gesundheitsanwendung durch ihre Technologie einen „positiven Versorgungseffekt" für deine individuelle Situation bieten muss.

Die DiGA werden in ein paar Jahren zum neuen Standard in der Versorgung. Es herrscht derzeit allerdings eine unklare Verordnungspraxis, sodass auch eine Reihe von Ärzten noch Informationsbedarf hat, da sie in der Breite nicht ausreichend darin geschult wurde. Dies ist bei einem relativ neuen Prozess nicht ungewöhnlich. Der Wert liegt hier auch in der Schnelligkeit, dass einige dieser Anwendungen bereits vor Abschluss der Studien (Nutzen- versus Schadenspotenzial) aufgenommen werden, um den Patienten zeitnah zur Verfügung zu stehen und im laufenden Prozess einen Nutzen nachzuweisen. Dies gefällt zwar nicht immer den Krankenkassen, da sie das für ein teures Prozedere halten. Du als User kannst dir allerdings auch mal ein Bild darüber machen, ob dir eine App/Anwendung per Rezept helfen kann. Ärzte werden zunehmend mit dem Nutzer als sogenanntem „Engaged Patient“ bzw. „Expert Patient“, so wie Diana, konfrontiert, der solche digitalen Anwendungen selbst anfordert und ganz genau hinschaut und vergleicht. Grundlegend ist auch hier, dass es bei digitalen Pillen die gleichen hohen Anforderungen geben muss wie bei der klassischen Variante. Josef Hecken, der unparteiische Vorsitzende des Gemeinsamen Bundesausschusses (G-BA) sagte hierzu: „Die Zukunft des deutschen Gesundheitswesens ist ohne den Beitrag von digitaler Technologie nicht mehr vorstellbar, egal ob wir über Prävention, Therapie oder Nachsorge reden. Ebenso sollte aber auch klar sein: Digitale Technologien unterliegen wie alle anderen Medizinprodukte, Prozeduren und Arzneimittel gesetzlichen Vorgaben zu Sicherheit, Wirksamkeit und Wirtschaftlichkeit.“

Im Großen und Ganzen sind die DiGAs für den smarten Patienten und App-Anbieter ein großer Gewinn. Dennoch gibt es Folgendes zu berücksichtigen: Auch wenn die Krankenkasse die Kosten der Apps übernimmt, gibt es Personengruppen, die aus finanziellen oder altersbedingten Gründen kein Smartphone oder Tablet besitzen, den Umgang mit Apps nicht kennen und demnach benachteiligt sind. Das dürfen wir nicht vergessen. Es ist eine Erweiterung des bisherigen Therapieangebotes – aber ein wichtiges Instrument, um in Zukunft auch die analogen Pillen zu ersetzen.

➢ TAKEAWAY-MESSAGE

Solltest du über dich selbst sagen, dass du durch spielerische Ansätze leichter zu motivieren bist, dann wirst du von Gesundheits-Apps profitieren. Diese können dein Gesundheitsbewusstsein steigern und verbessern. Die Gesundheitshelfer, die flexible Einsatzfähigkeit beweisen und von der Krankenkasse finanziell getragen werden, sind eine neue Chance, nachhaltig für deine Gesundheit zu agieren. Und natürlich wird man den tatsächlichen Effekt der DiGAs erst in einigen Jahren bewerten können.

Literatur:

BfArM (2022). DiGA-Verzeichnis, URL: https://diga.bfarm.de/de, Abruf 01/2023.

Jorzig, A., Matusiewicz, D. (2021). Digitale Gesundheitsanwendungen (DiGA) – Rechtliche Grundlagen, Digitale Technologien, Digitale Köpfe, medhochzwei Verlag, 1. Auflage, 2021.

Krankenhaus digital – analog früher, so wie heute

Damit du den Prozess vom ersten Symptom hin zum Krankenhausaufenthalt verstehst, blicken wir zunächst zurück und dann nach vorne. Wir schreiben das Jahr 1978. Die 56-jährige Esther sieht beim morgendlichen Blick in den Spiegel eine Schwellung zwischen ihrem Kinn und Kehlkopf, die wohl über Nacht aufgetreten ist. Erschrocken drückt sie auf den großen Knoten, er tut kaum weh. Sie fragt sich, ob das ein schlechtes Zeichen ist? Die Familie wird alarmiert, der Schreck setzt ein. Krebs? Sofort wird ein Termin bei ihrer Hausärztin vereinbart, der in einer Woche stattfindet. Eine Woche Angst, eine Woche Zweifel. Wird sie daran sterben? Endlich ist es soweit, der Aufruf ins Sprechzimmer, die Schilderung ihrer Entdeckung. Die Ärztin spricht von einem etwaigen Tumor, jetzt scheint das Schicksal besiegelt zu sein. Genaueres kann die Ärztin jedoch nicht sagen. Überweisung zum Hals-Nasen-Ohren (HNO)-Arzt, Termin in zwei Wochen. Weitere zwei Wochen Angst. Für Esther ist dies aber noch schlimmer als die erste Woche des Wartens, schließlich sei es ein Tumor. Auch diese zwei Wochen werden überstanden, wieder Aufruf ins Sprechzimmer. Der HNO-Arzt nimmt ein wenig Angst, er glaube nicht, dass es etwas Schlimmes sei. Esther müsse aber ins Universitätsklinikum, dort werde man herausfinden, was es ist und schließlich habe er als ehemaliger Mitarbeiter gute Beziehungen dorthin. Der Arzt greift selbst zum Telefonhörer. Beeindruckend! Er ruft im Klinikum an und lässt sich mit einem Oberarzt verbinden. Vorstellung in der dortigen Ambulanz in zwei Wochen – was schnell sei – versichert ihr der Arzt. Nun geht es voran, alles wird geplant. Zum vereinbarten Termin fährt Esther mit Mann und Sohn zur ambulanten Vorstellung das 80 Kilometer entfernte Universitätsklinikum. Frühmorgens, schließlich wisse man nicht, wo man parken könne. Richtig gedacht – damit geht der beeindruckende Unikliniktag los – kein Parkplatz weit und breit in Kliniknähe, also mehrfache Runden ums Gelände gedreht. Endlich, einer fährt weg. Parken. Und nun, wohin? Keine Ahnung, wo die HNO-Klinik ist. Jemanden fragen? Wen? Alles orientierungslose, überforderte oder unwirsch erscheinende Gesichter. Also losgehen, mit der schweren Tasche, falls man vielleicht doch gleich aufgenommen werden sollte. Nach gefühlten 20 Minuten erreichen sie die HNO-Ambulanz. Zuerst zur Anmeldung. Menschenschlange. Die Daten sind erfasst, jetzt geht es in den Warteraum, oh Gott, total überfüllt. Nach zweieinhalb Stunden dann der Aufruf. Eine junge Ärztin stellt viele Fragen, untersucht den Hals vorsichtig und schaut sich gleichermaßen den Mund, die Nase und beide Ohren an. Zurück geht es ins Wartezimmer, bedeutet wieder warten, wie das Zimmer eben auch heißt. Die Ärztin kommt zurück, der Oberarzt sei noch im Operationssaal, das werde noch etwas dauern. Weitere 90 Minuten vergehen, bis der Oberarzt Esther untersucht. Sie solle sich nicht zu viele Sorgen machen, der Befund werde wohl gutartig sein, der Tumor aber müsse auf jeden Fall bald entfernt werden. Zur Sicherheit noch die Vorstellung beim leitenden Oberarzt am Nachmittag. Abschließend geht es zur Ambulanzschwester, um einen Aufnahmetermin zur Operation (OP) zu vereinbaren. Wann? In drei Wochen? Früher gehe es auf keinen Fall, dann sind es schon acht Wochen nach der morgendlichen Entdeckung des Befundes. Egal. Hauptsache es geht jetzt voran. Esther wird vereinbarungsgemäß aufgenommen. Ein anderer junger Arzt untersucht sie auf Station, anschließend erfolgt die Untersuchung durch den Stationsarzt, dieser stellt sie danach einem nächsten Oberarzt vor und nun soll sie auch noch vom Universitätsprofessor untersucht werden. Es kommt ein älterer Mann, greift Frau W. wortlos an den Hals, schiebt den Knoten hin und her und sagt: „Muss raus“. Die Assistenzärztin erklärt Esther hinterher, dass ihr Chef grundsätzlich nicht viel spreche und der Tumor morgen entfernt werde, in Vollnarkose. So kommt spätnachmittags noch die Narkoseärztin. Es ist geschafft, der OP-Tag ist erreicht. Warten auf den Eingriff. 8:00 Uhr, 10:00 Uhr, 12:00 Uhr, endlich tut sich was. Die Schwester sagt, dass es noch etwas dauert. 14:00 Uhr, der Oberarzt kommt ins Patientenzimmer, erzählt etwas von kaputter OP-Lampe und sagt, dass die OP erst am Folgetag stattfinden könne, dafür gäbe es jetzt aber etwas zu essen. Am nächsten Tag erfolgt die Operation, die Patientin bleibt für weitere sieben Tage in der Klinik und wird dann in die weitere Betreuung ihres HNO-Arztes entlassen. Zu Hause angekommen vereinbart sie bei ihm für drei Tage später einen Vorstellungstermin.

Der Arzt entfernt die Fäden, einen schriftlichen Befund zum Klinikaufenthalt hat er noch nicht, aber er hat ja Beziehungen zum Krankenhaus und telefoniert.

Wir schreiben das Jahr 2022. Glaubst du, dass die im vergangenen Absatz geschilderte Patientengeschichte wirklich Geschichte ist? Leider nein, du wirst sie in Teilen oder auch in Gänze auch heute noch in deutschen Krankenhäusern erleben. Richtig, der Begriff Patient kommt aus dem Lateinischen, patiens, erduldend, ertragend, also froh und dankbar seiend, wenn man repariert wird und unbeschadet aus dem Krankenhaus kommt, egal, wie lange man wo wartet, ob mit einem zuvorkommend und mitfühlend umgegangen wird, ob es Schmerzen gab oder nicht. Derartige Schilderungen ließen sich noch lange fortsetzen. Diese Schnittstellenprobleme (zwischen der ambulanten und stationären Versorgung), Versorgungsunterbrechungen (aufgrund langer Wartezeiten) und die Desorganisation in Krankenhäusern müssen in aller Kürze der Vergangenheit angehören. Weißt du warum? Weil es Lösungsmöglichkeiten gibt, weil hierzu auch Digitalisierung hilft und weil die Verantwortlichen endlich begreifen müssen, dass es wichtiger ist, in Prozessoptimierungen zu investieren als zur Aufrechterhaltung miserabler Organisationen, den nächsten Computertomographen zu beschaffen oder nur ein neues Parkgeschoss zu bauen. Sind die Prozesse zum Beispiel in einem hochfrequentierten Krankenhaus optimiert, dann benötigen die Patienten eben nur noch zwei statt sechs oder acht Stunden Parkdauer bei einem Ambulanzbesuch. Diverse Schritte vor der Anmeldung im Krankenhaus können bereits von zu Hause erledigt werden – wieso nicht mithilfe einer App? Ein Leitsystem hilft den Patienten bei der Orientierung im Krankenhaus. Pflegekräfte und Ärzteschaft können nach Prozessanalyse und -optimierung (was man allerdings leider durchführen muss) in erheblichem Maße von ermüdenden, zeitraubenden administrativen Tätigkeiten entlastet werden. Dadurch werden sich beide Berufsgruppen wieder viel stärker auf ihre Tätigkeiten direkt am Patienten konzentrieren können. Und dass aktuell noch sehr viel Luft nach oben ist, was das Transportwesen und den OP-Ablauf im Krankenhaus betrifft, das dürfte ebenfalls den meisten bekannt sein.

Es muss das Ziel sein, dass sich Patienten wie Esther im Krankenhaus gut aufgehoben fühlen. Du solltest, nein, du musst diese Erwartungen offen formulieren und kommunizieren – jeder kann in seinem Wirkungskreis etwas bewegen, statt unbefriedigende Prozesse einfach hinzunehmen. Es ist viel zu lange abgewartet worden. Ausreden wurden erfolgreich gefunden, warum Veränderung im Krankenhaus nicht wirklich geht. Aber genau deshalb kann die Notoperation zur Behandlung des erkrankten Krankenhauswesens nicht länger verschoben werden. Die Herz-Lungen-Maschine ist vorbereitet. Du solltest dich nicht wie durch eine Zeitmaschine ins Jahr 1978 zurückversetzt fühlen, wenn du wieder die Schwelle eines Krankenhauses betrittst.

➢ TAKEAWAY-MESSAGE

Natürlich ist das Krankenhaus immer noch nicht so weit, wie es sein könnte, technisch, gestalterisch und auch empathisch. Mangelnde Zuwendung, das musst du nicht akzeptieren. Formuliere es, im Zweifel auch schriftlich und dies an die übergeordnete Instanz im Krankenhaus. Zu sehr wurde über Jahre auf Gerätebeschaffung geschaut. Das ist aber nur die eine Seite der Medaille. Das Zeitalter der Digitalisierung und die heute verstandene und durchgeführte Gesundheitspolitik verändern jeden Tag aufs Neue kleine Stellschrauben. Die Behandlungsqualität in deutschen Krankenhäusern ist überwiegend gut, das sollten wir bei aller Kritik an mangelhaften Prozessen oder defizitären Verhaltensweisen nicht vergessen.

Literatur:

Lang, C., Gottschall, M., Sauer, M., Köberlein-Neu, J., Bergmann, A., & Voigt, K. (2019). „Da kann man sich ja totklingeln, geht ja keiner ran" – Schnittstellenprobleme zwischen stationärer, hausärztlicher und ambulant-fachspezialisierter Patientenversorgung aus Sicht Dresdner Hausärzte. Das Gesundheitswesen, 81(10), S. 822-830.

Schaarschmidt, M., & Lindermann, N. (2018). Online-Terminvereinbarung für Arztbesuche: Treiber, Hemmnisse und Perspektiven. In Entrepreneurship im Gesundheitswesen II (pp. 153-166). Springer Gabler, Wiesbaden.

Operationsroboter – DaVinci ist kein Künstler

Der Protagonist in diesem Kapitel ist der DaVinci-Roboter selbst. Der Einsatz des Operationsroboters DaVinci gehört zu der präzisesten und innovativsten Medizintechnik innerhalb der modernen Chirurgie. Der im Jahr 1997 entwickelte und 1999 auf dem europäischen Markt zugelassene Operationsroboter „Lenny" wurde – du wirst es geahnt haben – nach dem italienischen Künstler und Ingenieur Leonardo da Vinci benannt. Doch hättest du auch gedacht, dass der Name DaVinci-Operationssystem auch tatsächlich auf Leonardo da Vinci zurückzuführen ist? Dieser hat bereits im 15. Jahrhundert erste künstliche Ritter erfunden. Das DaVinci-Operationssystem ermöglicht bereits heute in rund 150 Krankenhäusern und Kliniken in Deutschland minimalinvasive Eingriffe im gynäkologischen, chirurgischen und urologischen Bereich. Wahrscheinlich wirst du davon ausgehen, dass DaVinci bald den Chirurgen ersetzen wird? Wozu sollte es diesen künftig auch noch brauchen, wenn DaVinci doch viel präziser und effektiver arbeitet? Doch da liegst du falsch! Denn DaVinci und der Chirurg sind aufeinander angewiesen und arbeiten als Operationseinheit.

Der Operationsroboter assistiert dem Chirurgen und erweitert dessen Fähigkeiten durch medizintechnischen Einsatz. DaVinci besteht aus einer steuernden Konsole, die von einem Chirurgen millimetergenau und in Echtzeit gelenkt wird. Kommt es zu ungewolltem Händezittern, so wird dieses vom System ausgeglichen. Der Chirurg steuert mit seinen Händen über einen Joystick vier Arme und ein Fußpedal, ähnlich wie bei einem Videospiel. Es gibt also keinen eigenständigen Automatismus, so wie es bei anderen medizinischen Maschinen der Fall ist. Durch die hohe Auflösung der integrierten Kamera und durch optimale Bildtechnik können minimalinvasive Eingriffe gemacht werden, sodass feine Strukturen wie beispielsweise Nerven und Gefäße präzise sichtbar werden. Diese Präzision wurde bislang durch die ruhigen Hände des Chirurgen sichergestellt und brachte ärztliches Können an seine Grenzen. Die neuen technologischen Errungenschaften ermöglichen eine bis zu zehnfache Bildvergrößerung, wodurch Risiken z. B. durch die Verletzung von Nerven minimiert werden können. DaVinci fungiert somit wie der verlängerte und optimierte Arm des Chirurgen, der präzise Arbeit ermöglicht.

Eine Studie der Martini-Klinik in Hamburg kommt zu dem Ergebnis, dass eine erfolgreiche OP nicht von der OP-Robotik abhängt, sondern die Erfahrung des Chirurgen entscheidend ist. Selbstverständlich ist die neue roboter-assistierte Operationstechnologie nicht gerade kostengünstig. Die immensen Kosten der modernen Technik und die Monopolstellung der Entwickler stehen in der Kritik. Auch die Handhabung der robotergestützten Systeme ist recht aufwendig und erfordert zum Teil umfangreiche Schulungen. Doch DaVinci hat im Vergleich zu konventionellen Eingriffen sowohl für den Chirurgen als auch für den smarten Patienten sehr viele Pluspunkte. Die hohe Präzision hat den Vorteil, dass das Risiko der Beschädigung von feinsten Gefäßen minimiert werden kann. Der Patient trägt durch den minimalinvasiven Eingriff weniger Operationsnarben davon und hat einen geringeren Blutverlust. Dadurch hat er in der Regel weniger Schmerzen, kann sich schneller von der OP erholen und das Krankenhaus schneller verlassen. Zum Teil muss er dieses auch gar nicht aufsuchen, da die Operationen zunehmend auch ambulant durchgeführt werden können. Gleichzeitig kann DaVinci den Chirurgen entlasten. Durch eine ergonomische Sitzmöglichkeit kann der Chirurg längere Operationen besser aushalten. DaVinci hat zudem das Potenzial, dass der Chirurg nicht zwingend vor Ort sein muss, sondern ferngesteuert operieren kann. Insgesamt zeigt die Studienlage, dass weitere Forschung notwendig ist, um den Einsatz von DaVinci-Operationssystemen weiter zu untersuchen. Es stellt jedoch ein positives Beispiel an der Schnittstelle zwischen Mensch und Technik dar. Der DaVinci-Roboter hat keinen Selbstzweck, er wird nicht müde, will nicht mehr Geld verdienen oder verlangt eine Gewerkschaft. Er hat es allerdings verdient, wertschätzend als Therapiemöglichkeit gesehen zu werden, denn es ist der Vorzeigeroboter in der Medizin.

➢ TAKEAWAY-MESSAGE

Durch den Einsatz des innovativen Operationsroboterassistenzsystems DaVinci können Chirurgen weltweit unabhängig vom Ort selbst die präzisesten Eingriffe durchführen. Die Operationseinheit zwischen Mensch und Technik ermöglicht minimalinvasive Eingriffe. Dadurch wird das Risiko minimiert, gesunde Gefäße und Organe zu beschädigen. DaVinci ist heute bereits in vielen Krankenhäusern im Einsatz, allerdings muss der Arzt sich derzeit noch im selben Raum wie DaVinci befinden, da die IT-Infrastruktur noch nicht ausgereift ist, obwohl erste Versuche im 5G-Umfeld bereits erfolgreich absolviert wurden.

Literatur:

Bodner, J., Wykypiel, H., Wetscher, G., Schmid, T. (2004). First experiences with the da Vinci™ operating robot in thoracic surgery, European Journal of Cardio-Thoracic Surgery, 25(5), pp. 844-851.

Ekrutt, J. (2019). Wenn der Roboter bei der OP assistiert, URL: https://www.martini-klinik.de/fileadmin/Dateien/PDFs/Presseartikel/2019/2019-02-18_HA_dV_Greafen.pdf, Abruf 01/2023.

Swiss Medical Board (2019). Roboterassistierte Laparoskopie versus offene Chirurgie bei radikaler Prostatektomie, URL: https://www.swissmedicalboard.ch/fileadmin/public/news/2018/appraisalbericht_smb_robot_assisted_surgery_kurz_2018.pdf, Abruf 01/2023.

Rehabilitation digital – Klemmbrett muss weg

Kris kommt mit seinem Skateboard in eine Rehaklinik gefahren. Es geht ihm so gut, dass er voller sportlicher Energie eintrifft. Er zieht sich eine Nummer, die ihm einen Platz in der Patientenaufnahme sichert. Zuvor hat er schon alles digital ausgefüllt und sich einen räumlichen Überblick über das große Gelände der Reha-Einrichtung mit den vielen Baustellen gemacht. Vor Ort bekommt er in der Reha-App neben dem Speiseplan für die Woche auch den ungefähren Behandlungsablauf, der sich zwar noch verschieben kann, aber ihn wissen lässt, wie viele Untersuchungen er an einem Tag hat und wann nichts ansteht, damit er seine freie Zeit gut nutzen kann. Zwischenzeitlich schaut er in seinem Zimmer auf seinem großen Tablet Netflix und freut sich über das Highspeed-Internet, das eine perfekte Übertragungsqualität in 4K HD plus ermöglicht. Das Reha-Haus hat die eigenen Fernseher längst abgeschafft, da immer weniger nur das lineare Fernsehen schauen wollten. So oder ähnlich wie Kris geht es heute vielen Menschen in Deutschland ... NICHT.

Was erwartest du als Patient von heute, wenn du in ein Krankenhaus oder eine Reha-Einrichtung gehst? Wahrscheinlich in erster Linie, dass es den heutigen Standards und dem modernen Leben angepasst ist. Dass also Prozesse digital basiert ablaufen und digitale Instrumente genutzt werden, die auch dem Patienten zur Verfügung stehen. Außerdem sollte unter einem modernen Krankenhaus von heute doch vor allem eins verstanden werden: dass es dem Patienten Transparenz, Schnelligkeit, qualitative Hochwertigkeit und bestmögliche Versorgung bietet. Um diese zu erreichen, sind die verschiedenen Gesundheitseinrichtungen dazu aufgefordert, die digitale Transformation endlich umzusetzen. Nur digital basierte Prozesse ermöglichen dir eine rundum patientenfokussierte Versorgung. Aber ist die Digitalisierung trotz der heutigen Möglichkeiten schon in den Gesundheitseinrichtungen – vor allem in Deutschland – soweit implementiert worden, dass Prozesse routinemäßig digital ablaufen? Leider erneut nein. Das Krankenhaus ist nach wie vor krank. Das Krankenhaus als

Patient auf der Normalstation, manchmal auch auf der Intensivstation und gar nicht so selten auf der Palliativstation. Gesundheitseinrichtungen haben viel zu lange an den analogen Prozessen festgehalten und sind auch heute noch weit weg von Innovation und Fortschritt. Es überwiegen schlichtweg Angst, Kontrollverlust, Kompetenzmangel, Erfahrungswerte und Datenunsicherheit. Immer noch sind viel zu viele Prozesse in Krankenhäusern papierbasiert. Selbst die Patientenaufnahme – ein immer gleicher Ablauf – erfolgt zwar mit Software, aber oftmals noch sehr händisch. Spätestens bei der Unterschrift wird der Patient vielfach gebeten, den Stift in die Hand zu nehmen. Dieser Medienbruch basiert darauf, dass Softwaresysteme meist einer Insellandschaft gleichen und nicht miteinander kommunizieren – aus Datenschutzgründen dürfen Fachabteilungen innerhalb desselben Krankenhauses noch nicht einmal miteinander Daten austauschen. Grund dafür ist meistens, dass die Krankenhäuser und andere Gesundheitseinrichtungen der Digitalisierung vorurteilsbehaftet gegenüberstehen und sie nur langsam als Chance wahrnehmen. Lang andauernde und zugleich schlecht kopierte Anamnese- und Aufklärungsbögen sind im Krankenhaus immer noch alltäglich. Sie verkürzen zwar deine Wartezeit, aber du kannst dir sicher Besseres vorstellen. Wusstest du, dass Gesundheitseinrichtungen mit teilweise standardisierten Papierformularen, die einer Mindestabnahmemenge unterliegen, arbeiten? Somit muss die Einrichtung eine Bevorratung mit entsprechender Lagerungsmöglichkeit schaffen. Dabei ist zu bedenken, dass Formulare oftmals durch neue gesetzliche Regelungen und politische Rahmenbedingungen sowie andere qualitätsmanagement-basierte Vorgaben geändert und neu gekauft werden müssen. Die noch auf Vorrat lagernden veralteten Papierdokumente müssen dann entsorgt werden, womit wiederum unnötige Kosten entstehen. Das läuft hinter den Kulissen ab und dürfte den einen oder anderen erstaunen. Die Digitalisierung bietet dabei technisch eine unproblematische Dokumentenerhebung – theoretisch.

Durch viele neue Technologien wie Roboter (z. B. Robotik in der Pflege, DaVinci-Operationsroboter), künstliche Intelligenz (z. B. in der Radiologie), augmentierte Realität (z. B. bei der Operation von Lymphknoten, indem diese auf die Haut für den Operateur ins Operationsfeld projiziert werden) und verbesserte bildgebende Verfahren wird das Krankenhaus insgesamt deutlich fortschrittlicher Krankheiten erkennen und behandeln können. Durch mehr Daten über ein Krankheitsbild werden auch maßgeschneiderte individuelle Therapiemöglichkeiten gewählt und durch minimalinvasive Operationen die Dauer im Krankenhaus verkürzt werden. Dann kannst du wie Kris auch schnell wieder – vielleicht ebenso mit dem Skateboard – zurück nach Hause fahren.

➢ TAKEAWAY-MESSAGE

Zukunftsfähige stationäre Einrichtungen, Krankenhäuser wie Reha-Einrichtungen, sind in Deutschland immer noch Mangelware. Ohne einen deutlichen Digitalisierungsschub wird diese Aufholjagd nicht zu bewältigen sein. Sollte dieser Schritt dann einmal erreicht sein, geht der Entwicklungsprozess natürlich weiter. Ausruhen gilt nicht mehr. Es muss in Zukunft transparenter, schneller und effektiver zugehen im Krankenhaus, das sich zu einem Gesundheitshaus wandeln wird, in dem du dich morgen wohler fühlst als heute – weil du digitale Möglichkeiten nutzen wirst, die den Aufenthalt deutlich vereinfachen werden. Aber auch die angewandten Diagnose- und Behandlungsmöglichkeiten werden auf ein neues Level gebracht und zur Spitzenmedizin für dich führen.

Literatur:

Debatin, J., Gocke, P. (2015). IT im Krankenhaus: Von der Theorie in die Umsetzung, in: Medizinischer Wissenschaftliche Verlagsgesellschaft mbH & Co. KG.

Krüger-Brand, H. (2019). Elektronische Patientenaufklärung: Tablet statt Klemmbrett, in: Deutsches Ärzteblatt 2019., URL: https://www.aerzteblatt.de/archiv/206951/Elektronische-Patientenaufklaerung-Tablet-statt-Klemmbrett, Abruf 01/2023.

Meier, P., Düllings, J., Henkel, A. (2019). Digitale Transformation der Gesundheitswirtschaft: Chancen und Herausforderungen in disruptiven Zeiten, in: Kohlhammer.

Prothesen digital – Neid auf Super-Menschen

Emma ist Sportlerin und hat eine Beinprothese. Damit kann sie schneller laufen als so manche andere unversehrte Frau in ihrer Altersklasse. Und das Beste ist: Ihre Prothese kommuniziert mit ihr und gibt ihr bei hohen Belastungen ein Signal, sie solle es mal ruhiger angehen lassen. Dass Emma so erfolgreich ist, passt aber nicht allen. Kennst oder erinnerst du dich noch an das auftretende Gefühl von Neid, wenn jemand schneller und leichter laufen kann als du selbst oder du sportlich an deine Grenzen stößt und dein Gegenüber einfach ohne Schweiß weitertrainiert? Vielleicht ist es ein Super-Mensch, denkst du dir? In Zukunft ist die medizinische Technologie so weit, dass wir Prothesen und Gelenke digital steuern und einsatzfähig trainieren können. Somit kann es also sein, dass du irgendwann einmal neben einem Menschen trainierst, der nicht zu hundert Prozent aus menschlichen Extremitäten besteht. Es gibt den Begriff „Prothesenneid", bei dem gesunde Sportler auf Sportler mit Behinderung neidisch sind, wenn diese durch ihre Prothesen bessere Zeiten belegen. Der Begriff wurde übrigens bei den Olympischen Spielen geprägt, da die behinderten Sportler im direkten Vergleich bessere Zeiten erzielt haben als die Gesunden ohne die prothetische Hilfe.

Immer wieder kommt es im Straßenverkehr oder durch Unfälle in verschiedenen Situationen oder durch Krankheiten zum Verlust von Gliedmaßen. Waren diese Personen früher eher isoliert und haben sich von körperlichen Aktivitäten zurückgezogen, ist auch in dieses Themenfeld die Technologie inzwischen mehr und mehr eingezogen. Die Entwicklung der Medizin schreitet voran, um High-Tech-Prothesen so einsatzfähig zu gestalten, dass den Betroffenen sogar Bergbesteigungen, Schwimmen oder auch Tanzen auf Hochleistungsniveau ermöglicht wird. „Augment your Body" nennt sich der passende Slogan dazu. Seit den bionischen Prothesen werden für die Prothetik neue Einsatzbereiche geschaffen. Biologie und Technik verschmelzen, um weit mehr als die reine Kompensation von körperlichen Defiziten zu erzielen. Auch wenn der Einsatz bionischer

Technologien in erster Linie für die Menschen mit einem fehlenden Körperteil entwickelt worden ist, gilt unvermindert: Weder Roboterarme noch Roboterbeine sind als Spielerei für einen Super-Menschen entwickelt worden. Sie basieren auf dem Ziel, die Lebensqualität von Betroffenen wiederzuerlangen bzw. zu unterstützen. Denn durch Krankheit oder Unfall die grundlegenden physischen Funktionen zu verlieren, bedeutet viele Einschränkungen und Benachteiligungen. Daher sind Forscher der Meinung, dass es als ein Menschenrecht gesehen werden muss, die Technologie für Betroffene zur Verbesserung von Körper und Körpergefühl einzusetzen.

Künstliche Intelligenz wird daher heute immer öfter für die Weiterentwicklung intuitiver Bewegungen eingesetzt, damit der klassische Weg der langen und mühsamen Reise, mit einer Amputation richtig umzugehen, abgelöst wird. Menschen mit einer Amputation benötigen normalerweise ein sehr zeitintensives und psychisch belastendes Training, um ihre Prothese mit den richtigen Signalen über Muskelkontraktionen steuern zu können. Künstliche Intelligenz kann in Zusammenspiel mit Biosignalen durch Elektroden Bewegungen der Prothesen erzeugen. Diese Möglichkeit bietet den Prothesenträgern ein flexibles Training sogar über das Smartphone. Denn selbst bei der ersten Anpassung kommt künstliche Intelligenz ins Spiel und ermöglicht den Nutzern von Prothesen via Smartphone-App Anpassungen durch Orthopädietechniker. Dieses führt nicht nur zu einer Zeit- und Aufwandserleichterung für den Patienten, sondern auch zu einer Steigerung des Selbstwertgefühls, der Compliance (Therapietreue) und Adhärenz (Verhalten stimmt mit vereinbarten Therapieempfehlungen überein). Die selbstständige Durchführung und Einbringung des Patienten wird zudem unterstützt durch die Sensibilität und die Motivation der Handhabbarkeit. Die Verbindung über ein Smartphone ermöglicht weiterhin die Wartung der Hilfsmittel und begünstigt so eine einwandfreie Nutzung. Ganz gleich, welche Sportart es sein soll, ob Joggen, Radfahren oder Schwimmen, das Zusammenspiel von digitaler Technik macht es nach einer Amputation möglich. Gesteuert wird das unterschiedliche Training durch die Auswahl von Modulen, die ebenfalls über eine App-Anwendung ausgewählt werden können. Aber die medizinische Technologie schafft noch mehr. Mikroprozessorgesteuerte Prothesen können intelligent auf verschiedene Alltagssituationen reagieren und somit beispielsweise Unfälle durch Situationen im Straßenverkehr vermeidbar machen. Auch die Steuerung über Gedanken-Signale ist möglich, wenn beispielsweise „Target Muscle Reinnervation" zum Einsatz kommt und die gewünschten Muskelstränge aktiviert. Neben diesen gibt es auch für den Alltag von Menschen ohne Amputationen digitale Hilfestellungen.

Zudem sind Exoskelette für den Einsatz spezieller Industrie- und Alltagstätigkeiten entwickelt worden. Inzwischen können sie Querschnittgelähmten beim aufrechten Gehen helfen. Daneben gibt es einen weiteren Einsatzbereich im Arbeitsleben. Anstrengende Tätigkeiten bedingen, dass der menschliche Körper gesundheitlich geschädigt wird. Um diesen Schädigungen entgegenzuwirken, können unterschiedliche Exoskelette eingesetzt werden, zum Beispiel beim Heben von Lasten. Wenn du überlegst, ab wann jemand für dich einen Super-Mensch darstellt, dann google den Namen „Tyler Whites" und den Begriff „Schlagzeuger". Tyler besitzt beim Schlagzeugspielen drei Arme, zwei menschliche und einen Maschinenarm. Diese einstige Spielerei dient als Basis für neues Potenzial hinsichtlich verschiedener Aufgabenbereiche. Von den Forschern wird daher Augmentierung von Menschen durch Roboteranteile als Bestandteil der Zukunft bewertet. Beobachtet wird zudem, dass die Grenzen von Prothetik und Enhancement immer mehr verschwimmen. Die aktuelle Entwicklung stellt den Einsatz bionischer Augen vor. Diese Möglichkeit schafft eine Lösungsmöglichkeit gegenüber der vor allem im Alter auftretenden Kurzsichtigkeit und dem grauen Star.

Bionische Prothesen dienen zunächst einmal der Wiederherstellung der Motorik. Des Weiteren wird über integrierte Sensoren und die Stimulation von Hautarealen ein sensorisches Feedback ermöglicht. Dies erfolgt über afferente Fasern des peripheren Nervensystems. Auch der ästhetische Aspekt wird bedacht, indem Größe, Form, Gewicht und Griffkraft sowie die Haptik der Normalität gleichen, das eine andere Person bei Berührungen spürt. Und als letzter vorteilbehafteter Faktor ist die intuitive Steuerung zu erwähnen, welche die Signalverarbeitung mittels neuronaler Netze zur Bewegungsabsicht deutet. Frage dich also beim nächsten Jogginglauf, ob und wie wichtig dir der Einsatz von Technologie ist und inwieweit du unter ethischer und philosophischer Betrachtung die Prothetik als einen weiteren Weg zur Entwicklung für die Gesellschaft siehst. Die Medizin hat durch derartige intelligente Technologien enorme Sprünge gemacht. Emma kann heute nicht nur mithalten, sie kann ihre gesunden Altersgenossen sogar überholen. Es geht hierbei nicht um Neiddebatten, sondern um die Errungenschaften der Medizin.

➢ TAKEAWAY-MESSAGE

Bionische Prothesen stellen mittlerweile die Motorik wieder her und geben den Betroffenen ein ganz neues Selbstwertgefühl. High-Tech-Prothesen können heute so gestaltet werden, dass inzwischen sogar Höchstleistungssport möglich ist. Damit kann die Lebensqualität von Betroffenen wiedererlangt und der Alltag besser gestaltet werden. Du kannst darauf vertrauen, dass durch digitale Technologien Prothesen immer besser und die Einschränkungen immer geringer werden. Digitalisierung macht gesund oder gleicht Defizite zumindest aus.

Literatur:

Bazata, J. (2016). Bionische Prothesen, Augment your Body, in: zukunftsinstitut, URL: https://www.zukunftsinstitut.de/artikel/bionische-prothesen-augment-your-body/, Abruf 01/2023.

Hoffmann, K., Dietl, H. (2010). Handprothesen: Nach dem Vorbild der Natur, in: Deutsches Ärzteblatt, URL: https://www.aerzteblatt.de/archiv/79124/Handprothesen-Nach-dem-Vorbild-der-Natur, Abruf 01/2023.

Krankenkasse digital – möchtest du auch deinen Antrag tracken können?

Kristina möchte einen Antrag an ihre Krankenkasse zurücksenden. Sie lädt also ihre Krankenkassen-App herunter, geht in den Nachrichten-Messenger, schreibt einen neuen Antrag in die Betreffzeile und einen kurzen Text dazu. Schließlich drückt sie auf das Kamerasymbol und macht ein Foto von dem ausgefüllten Antrag, den sie zuvor heruntergeladen und ausgedruckt hatte – da das Ausfüllen und Absenden noch nicht digital möglich war. Zack hochgeladen und mit einem Klick versendet. Nach ein paar Minuten kam bereits die Antwort über die Bewilligung des Antrags seitens der Krankenkasse, die diesen vollautomatisch bearbeitet hat – ohne das menschliche Auge nutzen zu müssen. So sieht die digitale Transformation der Krankenkassen aus, die sich von klassischen Verwaltungsbehörden zu modernen Gesundheitsmanagementunternehmen wandeln und für Versicherte wie Kristina das Leben einfacher machen. Die Online-Geschäftsstellen haben rund um die Uhr geöffnet und sparen viele Anrufe und Wege zur Post. Kristina freut sich über diese asynchrone Form der Kommunikation mit ihrer Kasse.

Die Digitalisierung führt zu einem tiefgreifenden Umbruch auf dem gesamten deutschen Gesundheitsmarkt und schließt Krankenversicherungen mit ein. Auch wenn sich Krankenversicherungen langsam digital anpassen und Prozessveränderungen mit großen Hürden verbunden sind, haben sich die größeren der knapp einhundert Krankenkassen längst auf den Weg gemacht und die kleineren ziehen nach. Dazu tragen nicht zuletzt die steigenden Anforderungen der Versicherungskunden und der dynamische Wettbewerb untereinander bei. Kein Krankenversicherungsunternehmen kommt am digitalen Wandel vorbei, wenn es langfristig existieren möchte. Neben der kundenorientierten Veränderung profitieren auch die Krankenkassen von optimierten Prozessen, integrierten Systemen und funktionalen Vorteilen. Du als Kunde kannst dabei vor allem die Professionalisierung der Prozesse und der Transparenz sowie der aktiven Einbindung ins Geschehen als zeitlich angemessene Vorteile werten. Genauso wie du dein bestelltes

Paket bei deinem Postzusteller mitverfolgen kannst, wirst du in Zukunft auch den Status deines Antrages sehen können. Die Informationstechnologie wird weiter implementiert, um Geschäftsprozesse zu automatisieren und bestehende Bürokratie für dich zu reduzieren.

In den kommenden Jahren werden die gesetzlichen und privaten Krankenversicherungen anderen Wirtschaftszweigen kaum noch nachstehen, da adäquate Technologien immer mehr eingesetzt und den Kunden zur Verfügung gestellt werden. Neben dieser Möglichkeit ändert sich durch die zunehmende Digitalisierung auch die Leistung des Kundenbetreuers. Denn dieser steht durch die ubiquitäre Erreichbarkeit online zur Verfügung. Vielleicht aber lotst dich auch schon ein Chatbot durch den Gesundheitsdschungel, der dem Kundenbetreuer zur Vorselektion vorgeschaltet ist. Es gibt bereits Krankenkassen, die einen Videoavatar nutzen, der auch in verschiedenen Sprachen kommunizieren kann. Was erwartest du, wenn du von der Digitalisierung in der Krankenkasse hörst? Meistens sind es doch eher einfache Dinge, wie der Download von Dokumenten auf der jeweiligen Website, die man sich vorstellt. Noch immer nutzen Krankenkassen überwiegend den postalischen Weg, um mit dir in Kontakt zu treten. Damit wird dein meist dringlicher Antrag zu einem Dauerlauf gegen die Zeit. Dagegen erlangst du auf digitalem Wege zu jeder Zeit Transparenz in den Vorgängen. Anträge hochzuladen und den Bearbeitungsstand nachzuvollziehen, wird zur Normalität. Gespart wird zeitaufwendiges telefonisches Nachfragen und vor allem die damit meistens verbundene Weiterleitung an den richtigen Ansprechpartner. Gleichzeitig entstehen durch die neuen Kommunikationskanäle für die Krankenkassen Mitglieder-Communitys, die sie für ein unmittelbares und systematisches Feedback aus dem Versorgungsgeschehen nutzen können. Viele Leistungen der Krankenkasse erfolgen über einen anderen Gesundheitsdienstleister, wie beispielsweise bei der Stellung oder Zuzahlung von Hilfsmitteln. In diesem Prozess ist ein Sanitätshaus dazwischengeschaltet, weshalb die Krankenkassen erst spät eine Rückmeldung zur Leistung oder einem Produkt erhalten. Auch dieser Prozess stellt sich immer wieder als Problem dar, weil die Kunden lange auf Änderungen ihrer Anträge warten müssen und Unzufriedenheit die Folge sein kann. Krankenkassen befinden sich in einer starken Transformation, die nicht zuletzt durch das Thema Nachhaltigkeit als zusätzlicher Katalysator für papierlose Prozesse weiter angefeuert wird. Zu bedenken ist, dass Krankenkassen durch das Sozialgesetzbuch wie auch anderen Akteuren teilweise die Hände gebunden sind und nicht alles so schnell geht, wie man es gerne hätte. Aber es wird von Jahr zu Jahr fortschrittlicher. Und du trägst dazu bei, indem du als smarter Versicherter die digitalen Möglichkeiten auch wirklich nutzt. Kristina kommuniziert heute schon fast ausschließlich via App mit ihrer Krankenkasse und sie braucht dafür weder einen persönlichen Kundenberater noch eine Geschäftsstelle – die App auf dem Smartphone in ihrer Hosentasche reicht völlig aus.

➢ TAKEAWAY-MESSAGE

Auch wenn du nicht oft krank bist, benötigst du für etwaige Fragen ab und an den Service der Krankenkasse. Spätestens dann, wenn du schon einmal wegen eines Antrags oder einer Frage in der telefonischen Warteschleife Minuten verbringen musstest, wirst du dir eine neue, direkte Möglichkeit der Kontaktaufnahme wünschen. Bring daher in Erfahrung, welche Kommunikationsmöglichkeiten deine Krankenkasse bereits heute anbietet. Mit technischen Mitteln wie einer App oder einem Chatbot wird der direkte Kontakt schneller ermöglicht als vorher. Die Wartezeit zur Weiterleitung zum richtigen Ansprechpartner kannst und wirst du künftig definitiv sinnvoller nutzen.

Literatur:

Fraunhofer IMW (2018). Digitalisierung im Krankenversicherungsmarkt. Stand der Digitalisierung in gesetzlichen und privaten Krankenversicherungen 2018, URL:https://www.imw.fraunhofer.de/content/dam/moez/de/documents/Studien/180928_Studie%20IMW%20Digitalisierung%20Krankenversicherungsmarkt.pdf, Abruf 01/2023.

Krüger-Brand, H. (2018). Krankenversicherungen: Im digitalen Umbruch, Deutsches Ärzteblatt 2018, URL: https://www.aerzteblatt.de/archiv/200444/Krankenversicherungen-Im-digitalen-Umbruch, Abruf 01/2023.

Techniker Krankenkasse (2020). TK-Position: Digitale Kommunikation vereinfachen, URL: https://www.tk.de/presse/themen/digitale-gesundheit/digitaler-fortschritt/digitale-kommunikation-2063530, Abruf 01/2023.

Apotheke digital – das Medikament im Briefkasten

Egal, ob nach einem Arztbesuch, nach einem Krankenhausaufenthalt, ob bei akuten oder chronischen Beschwerden. Nicht mehr alle Menschen kaufen ihre Medikamente in einer klassischen Apotheke. So auch Mia, die ihre Arzneimittel neuerdings online bestellt, aber es dennoch schätzt, dass es eine Apotheke nebenan gibt für Notfälle und eine ausführliche Beratung. Denn mit zunehmender Digitalisierung verändern sich die Möglichkeiten im Gesundheits-, Informations- und Kaufverhalten von Verbrauchern. Zudem wird die Digitalisierungswelle durch die Politik mit „E-Initiativen" wie dem elektronischen Rezept gefördert, wenngleich alles nur schleppend vorangeht. Derzeit werden von den über 400 Millionen Rezepten in Deutschland pro Jahr nur sehr wenige digital ausgestellt, aber immerhin nimmt diese Zahl exponentiell zu.

Durch neue (Online-)Anbieter auf dem Gesundheitsmarkt wird die analoge Welt der Apotheken verändert. Spätestens seit der Marktausdehnung der Versandapotheke DocMorris und der Übernahme der Versandapotheke Pillpack durch Amazon sind auch die deutschen Apotheken erwacht. Sicherlich schätzt du als Kunde auch noch die altehrwürdigen Apotheken mit den teilweise immer noch einfachen Schubladenschränken, Lochkarten und befüllten Standgefäßen. Aber ist das der Zeit entsprechend? Die klassische Vor-Ort-Apotheke wird sich den Bedürfnissen der online-affinen Kunden anpassen. Damit ist nicht eine komplette Umstellung gemeint, sondern eine professionelle Balance zwischen Online-Sichtbarkeit, Verkaufs- und Beratungs- bzw. Betreuungsfunktion. So gehen mittlerweile immer mehr niedergelassene Apotheken auch ins Netz und ermöglichen dir damit von zu Hause aus, dich über Produkte zu informieren, zu vergleichen und zu kaufen. Eine zunehmende Zahl an Kunden nimmt die Möglichkeit an, in Online-Apotheken einzukaufen. Wahrscheinlich denkt auch ein Teil von euch darüber nach, wie viel Zeit und Aufwand hierdurch eingespart werden könnte oder dass man das eine oder andere Mal einfach an der Parkplatzsuche scheitert. Der rasche Klick im

Internet ermöglicht Vorbestellungen und entlastet von Abhängigkeiten durch Öffnungszeiten oder Bevorratung von Medikamenten. Eine solche Vorgehensweise erspart weiterhin doppelte Wege, falls Lieferengpässe bestehen. Lieferengpässe kennst du sicherlich, wenn du ein besonderes Medikament aufgrund z. B. von Unverträglichkeiten benötigst, die Schulferien anstehen oder du in einem Urlaubsort auf einer Insel bist. Oder du bist Chroniker und benötigst ein bestimmtes verschreibungspflichtiges Medikament regelmäßig. Dann bist du vielleicht schon das eine oder andere Mal von Apotheke A zu Apotheke B gelaufen. In der dynamischen Zeit, wo manch ein Terminkalender übervoll ist, ist genau das keine angenehme Situation. Digitalisierung möchte genau diesen Zugang vereinfachen und dir maximale Leichtigkeit anbieten. Mit der Digitalisierung der Apotheken ist aber weitaus mehr gemeint als nur die Onlinebestellung, die dann in deine Stammapotheke geliefert werden kann. Beispielsweise ermöglicht ein Rezeptscanner oder die Bezahlung per Smartwatch einen schnelleren Ablauf. Eine weitere Erleichterung durch die Digitalisierung ist eine Apotheken-App. Über diese kannst du neben Informationen, Verfügbarkeitsstatus, Kundenbewertungen auch direkt Medikamente bestellen.

Stell dir vor, du müsstest nicht mehr vor die Tür und könntest 24h auf ein Medikament zugreifen, wie wäre das? Für eine etwaige Notfallversorgung wird es wahrscheinlich irgendwann eine zusätzliche digitale Entlastung geben. Die Drohnenübermittlung ist in Pilotprojekten gestartet, z. B. um im Notfall einen schnelleren Transport von Blutkonserven zu gewährleisten. Auch die Notfallversorgung auf den Inseln, die kurzfristig Medikamente oder ähnliches benötigen, kann durch den Einsatz von Drohnen verbessert werden. Die reguläre Paketzustellung kann in einem Notfall nicht die Geschwindigkeit einer Drohne erreichen. Ein nächster Vorteil ist, dass nicht wenige Menschen mit speziellen Krankheiten wie z. B. Geschlechtskrankheiten ein Schamgefühl beim Gang in die Apotheke haben und dieses gerne umgehen würden. Hier gewährleistet die Online-Apotheke Anonymität. Um eine flächendeckende Abdeckung der Auslieferung zu erreichen, dürften irgendwann auch autonome Lufttaxis zum Einsatz kommen. Du als Kunde kannst dann von zu Hause aus rund um die Uhr das benötigte Medikament bestellen. Im Lager des Versandhändlers wird die Drohne mit dem Arzneimittel beladen und zur Routenbestimmung der Flugcomputer mit den Koordinaten des Bestellers programmiert. Sind die Koordinaten gespeichert, sucht sich die Drohne selbstständig den schnellsten Weg zu dir und wirft das Päckchen mit dem Arzneimittel vor deiner Haustür ab. Vor der Drohne und den Lufttaxis sollten wir im Hinterkopf haben, dass Medikamente auch von anderen unter bestimmten Sicherheitsvorkehrungen mitgenommen werden. Lieferdienste wie Amazon oder auch Uber-Fahrer werden bestimmte Strecken mitbedienen.

Aber Achtung, das Internet stellt dir bei der Suche nach Online-Apotheken nicht nur seriöse Apotheken vor, sondern auch „Wundermittelversender" aus anderen Ländern, die vielleicht keine geprüften Arzneimittel anbieten, sondern eigene Herstellungen. Um dieses Risiko für dich zu reduzieren und dir einen besseren Überblick zu verschaffen, gibt es ein EU-Sicherheitslogo und ein Versandapothekenregister. Das Bundesinstitut für Arzneimittel und Medizinprodukte (BfARM) warnt davor, verschreibungspflichtige Medikamente über das Internet ohne Rezept zu bestellen, weil diese entweder gefälscht und gesundheitsgefährdend sein oder sogar tödlichen Schaden anrichten könnten.

Zusammengefasst kannst du Kosten und Zeit sparen, wenn du online Arzneimittel bestellst, die dann in Zukunft beispielsweise mit einer Drohne in deinem Vorgarten landen oder von Lieferdiensten zugestellt werden. Deine Diskretion wird online mehr gewahrt als in der klassischen Apotheke, sofern der Datenschutz eingehalten wird. Außerdem kannst du bei einer Online-Bestellung auch eine persönliche Kundenberatung per E-Mail oder Telefon in Anspruch nehmen. Dennoch solltest du Obacht geben vor angebotenen Medikamenten im Internet. Nicht alle Anbieter sind seriös. Es ist denkbar, dass sich auch Apotheken in ihrem Aufgabenspektrum verändern, nicht nur beratend und verkaufend, sondern mehr und mehr auf analoge und digitale Zusatzservices setzen. Was spricht dagegen, wenn bestimmte diagnostische Laborleistungen auch in Apotheken vollzogen werden oder wenn dort wie in verschiedenen Teilen Europas geimpft würde. Natürlich haben auch solche Ansätze zu heftigen Diskussionen mit Nachbarprofessionen wie der Ärzteschaft geführt. Der durch Digitalisierung angestoßene und ablaufende Veränderungsprozess von

Berufsbildern steht erst am Anfang. Schließlich sollte ein spezieller Aspekt zur noch längerfristigen Notwendigkeit klassischer Apotheken nicht außer Acht geraten: der wichtige soziale Aspekt, besonders für chronisch Kranke und Alte, die in der Apotheke auf Vertrauenspersonen treffen, die mit Namen angesprochen werden und denen Fragen beantwortet werden, die vielleicht gar nichts mit der abgeholten Medikation zu tun hat. Zudem haben die wenigen Studien in Apotheken gezeigt, dass sich die Therapietreue (z. B. das Medikament wird wie empfohlen bis zum Ende eingenommen) verbessert, wenn es unter anderem motivierende Worte des Apothekers gibt – der Apotheker ist quasi selbst ein Wirkstoff. Und derzeit sind die Notfallversorgung und das eigene Zubereiten von Rezepturen die Domäne der Vor-Ort-Apotheke. Das ist auch gut so. Es geht schließlich nicht um einen primitiven Wettbewerb zwischen analog und digital, sondern um eine sinnvolle Ergänzung. Und so sieht es auch Mia, die gerade das Nebeneinander der stationären Apotheke und der Versandapotheken schätzt, da sie beides aus beiden Welten haben möchte und situationsbedingt beide Apothekenformen in Betracht zieht.

➢ TAKEAWAY-MESSAGE

Solltest du regelmäßig Medikamente einnehmen und die dafür notwendigen Rezepte einlösen müssen, kannst du heute überlegen, ob du den Gang zur Apotheke zum Erhalt eines Medikamentes absolvieren möchtest. Die Online-Apotheke bietet dir und auch deinen Angehörigen vor allem bei Mobilitätseinschränkungen mitunter bemerkenswerte Vorteile. Vergiss nur nicht: Alles neu Einzunehmende sollte durch eine fachliche Beratung erfolgen. Gerne auch in der nächsten Apotheke. Die Zeit solltest du dir nehmen, bevor du irgendein Medikament aus dem Internet bestellst, bei dem du nicht einschätzen kannst, ob es dir hilft oder vielleicht auch schadet. Möglicherweise werden sich auch Apotheken in ihrem Aufgabenspektrum verändern. So werden bereits heute Diagnostikverfahren oder Impfungen diskutiert. Für noch einige Zeit werden klassische Apotheken gerade für chronisch Kranke und Alte wichtige Funktionen übernehmen, die über den reinen Medikamentenbezug hinausgehen.

Literatur:

Matusiewicz, M., Pfeifer, J., Lux, G. (2017). Verbesserung der Therapietreue in Apotheken – eine verhaltensökonomische Studie, in: Matusiewicz, D., Cassens, M. (Hrsg.): ifgs Schriftenreihe der FOM Hochschule, Band 7, Essen: MA Akademie Verlags- und Druck-Gesellschaft mbH, ISSN 2367-3176.

PwC (2019). Zwei Drittel der Deutschen kaufen ihre Medikamente im Internet. URL: https://www.pwc.de/de/pressemitteilungen/2019/zwei-drittel-der-deutschen-kaufen-ihre-medikamente-im-internet.html, Abruf 01/2023.

Weinert, I. (2019). Aktionismus fehl am Platz. Digitale Apotheke. URL: https://www.pharmazeutische-zeitung.de/aktionismus-fehl-am-platz/., Abruf 01/2023.

Pflege digital – wie Pflege wieder menschlicher wird

Tobias stellt sich die Frage, ob er seine Eltern mal pflegen soll oder nicht. Oder ob er sich die Frage heute überhaupt stellen soll, denn bis dahin wird die Pflege digital unterstützt werden, sodass seine Arbeitskraft als Angehöriger nicht mehr benötigt wird, oder doch? Ist es überhaupt ethisch vertretbar, dass Pflege digital unterstützt wird? Wo bleibt die warme Hand der Mitmenschen?

Digitalisierung wird in jeder Branche eingebunden, auch in der Pflege. Viele Lebensbereiche können dadurch unterstützt und somit erleichtert werden, auch das Älterwerden. Im Gesundheitsbereich müssen Dienstleistungen jeglicher Art immer mit viel Sensibilität behandelt werden. Es stellt daher eine große Herausforderung dar, Digitalisierung in das System zu integrieren, ohne Berührungsängste und Abwehrhaltung zu wecken. Nicht selten erkennt man ein Spannungsfeld beim Aufeinandertreffen von technischem Fortschritt und den Bemühungen um mehr Menschlichkeit. Einerseits ist jede technologische Entwicklung als Unterstützung im Gesundheitsbereich zu werten, andererseits darf nicht der Eindruck geweckt werden, dass Menschlichkeit, Empathie, Bewusstsein oder sozialer Kontakt im Miteinander gemindert werden.

Ungeahnte Möglichkeiten entstanden in den letzten Jahren für die Kranken- und Altenpflege unter dem Einsatz von Robotik und anderen Hightech-Geräten. Vor allem aber im Bereich der Bürokratie, die gefühlt unvermindert zunimmt. Immer wichtiger wird es, dass Qualitätsstandards wie Strukturen, Prozesse und Inhalte nachvollziehbar und transparent sind. Die Dokumentationspflicht bedeutet für den Gesundheitsbereich einen hohen zeitlichen Aufwand. Zeit, die vor allem im pflegerischen Bereich neben der eigentlichen Tätigkeit kaum aufgebracht werden kann. Hierbei schafft Digitalisierung Vorteile. Das Ausfüllen von Patientenakten und Pflegebögen lässt sich mit digitalen Technologien wesentlich reduzieren. Denn durch Digitalisierung können Messwerte (zum Beispiel Blutdruck, Puls, Körpertemperatur) leicht gespeichert und Referenzwerte zum

Vergleich herangezogen werden. Das reduziert einerseits den Arbeitsaufwand und verringert andererseits das Risiko von Fehlern und Verwechslungen. Im Idealfall gewinnen die Pflegenden hierdurch kostbare Zeit, die sie den Patienten und Hilfebedürftigen zukommen lassen können. Aber auch ohne die zunehmende Dokumentationspflicht stoßen Pflegekräfte an ihre Belastungsgrenzen, ohne dafür eine angemessene Entlastung zu erfahren.

Parallel zur durchschnittlichen Lebenserwartung der Gesellschaft steigen auch die Krankheiten oder Einschränkungen im Alltag sowie die daraus resultierende Hilfebedürftigkeit jedes Einzelnen. Das dafür notwendige Fachpersonal fehlt, um ein langes Leben im gewohnten Lebensumfeld zu ermöglichen. Mit zunehmender Lebenserwartung steigt auch das Bedürfnis nach einem langen selbstbestimmten Leben, ohne Umzug in ein Altersheim. Der technologische Fortschritt schafft auch hier neue Möglichkeiten, beispielsweise durch Robotik für die Herausforderungen zu Hause. Der Einsatz von Robotern bietet Chancen für die Rehabilitation in der Pflege und im Alltag. Roboter können bestimmte Bedürfnisse von Menschen erkennen und darauf reagieren. Beispielsweise ändert sich im Alter das Trink- und Essbewusstsein, sodass diese Technologien auch das Notwendige zum Bett oder zur Couch hin servieren können. Ebenfalls können Roboter Kleidung oder Handtücher holen und bringen, um dem Menschen teilweise belastende Wege zu ersparen. Sie dienen als Kommunikations- und Interaktionspartner, Mobilitäts- und Handhabungshilfe oder komplexe Assistenzsysteme. Eine Rundumbetreuung in einer Einrichtung kann durch solche technologischen Alternativen unterstützt werden (siehe dazu auch das nachfolgende Kapitel). Roboterähnliche Geräte werden zudem auch als digitale Unterstützung zur Erleichterung der körperlichen Arbeit von Pflegekräften beim Aufhelfen hinzugezogen. Dadurch wird einerseits die Gesundheit der Pflegenden vor schweren körperlichen Arbeiten geschützt und andererseits Zeit gespart. Zudem kommen Telepräsenz- und Diagnoseroboter vermehrt zum Einsatz sowie fahrerlose Transportsysteme in der Logistik. Wenn du lieber menschliche Nähe wünschst, die in deinen Alltag integriert wird, kann auch dort Digitalisierung weiterhelfen. Mit bestimmten Plattformen findest du genau die auf deine individuellen Bedürfnisse angepasste Pflegeunterstützung.

Aber auch bei der Ausführung des Pflegeberufs im ambulanten Dienst kann Digitalisierung zum Einsatz kommen. Es gibt bestimmte Softwaresysteme für eine optimale Terminplanung und Organisation sowie Kontrolle und Erinnerung. Pflegekräfte können sich durch die digitale Dokumentation immer bestens auf den Umgang mit den Pflegebedürftigen vorbereiten und vermindern so das Risiko, etwas zu vergessen. Der individuelle Umgang mit speziellen Bedürfnissen oder Allergien des Patienten kann somit gewahrt werden, auch wenn der Personaleinsatz urlaubs- oder krankheitsbedingt wechselt. Je vernetzter die einzelnen digitalen Geräte sind, desto besser können sie für die Pflege der Betroffenen genutzt werden. Stell dir einmal vor, du bist 79 Jahre alt, hast ein schönes Häuschen in einem schönen Ort und lebst seit zwei Jahren allein. Dir fällt einzig und allein das Aufstehen und Anziehen schwer, seitdem du eine Hüft-Operation über dich ergehen lassen musstest. Was genau möchtest du dann in den nächsten Jahren an Unterstützung erhalten, wenn der Rest der Familie weiter weg wohnt und sich nicht jeden Tag kurz um dich kümmern kann? Nach so vielen Jahren als Eigenheimbesitzer wirst du wohl kaum dein geliebtes Zuhause für ein Zimmer im Altenheim aufgeben wollen. Du wirst dich über jede Unterstützung freuen, die dir das Leben zu Hause erleichtert. Demnach kannst du neben einem Sprachassistenten, der dir für die alltägliche Struktur, Medikamentenkontrolle und Terminerinnerung zur Seite steht, einen Pflegedienst beauftragen, um den sozialen Kontakt und die zwischenmenschliche Beziehung täglich zu erfahren. Denn nicht außer Acht gelassen werden darf, dass diejenige Person, die keinen sozialen Kontakt hat, nicht nur vereinsamt, sondern auch schneller in einen demenziellen Prozess verfallen kann. Pflege digital bedeutet also, die Pflegekräfte optimal auszubilden und auf den digitalen Wandel vorzubereiten. Digitale Technologien und Möglichkeiten müssen gelehrt werden, um diese im Sinne der Pflegebedürftigen einsetzen zu können. Und Kai kann sich sicher sein, dass die Digitalisierung auch in der Pflege in den nächsten Jahren voranschreiten wird und gleichzeitig wird seine Unterstützung als Angehöriger eine wichtige soziale Säule bleiben.

➢ TAKEAWAY-MESSAGE

Die Digitalisierung kann die Pflege älterer und gebrechlicher Menschen auf vielfältige Weise unterstützen. Ein sinnvoller technischer Einsatz von Robotik und anderen Hightech-Geräten kann im eigenen Haushalt, aber auch in einer stationären Pflegeeinrichtung die Arbeitsbelastung des Pflegepersonals reduzieren. Allerdings sollten Menschlichkeit, Empathie und das soziale Miteinander unverändert auch in Zukunft oben auf der Agenda stehen und digitale Technologien vorwiegend unterstützend eingesetzt werden.

Literatur:

Elmer, A., Matusiewicz, D. (2019). Die Digitale Transformation der Pflege, Wandel. Innovation. Smart Services., in: Medizinisch Wissenschaftliche Verlagsgesellschaft.

Lux, G., Matusiewicz, D. (2022): Pflegemanagement und Innovation in der Pflege, Springer Gabler, Wiesbaden, 1. Auflage, 2022.

Werner, J. A. (2022). So krank ist das Krankenhaus. Klartext, Essen.

Pflegeroboter – Mythos oder Meilenstein?

Um die Worte des ehemaligen Pflegebevollmächtigten der Bundesregierung Andreas Westerfellhaus zu zitieren: „Reden Sie bitte in meiner Anwesenheit niemals über Pflegeroboter. Es wird Pflegeroroboter niemals geben! Es wird eine Robotiksystematik geben, die Unterstützung leistet als Instrument. Roboter können nicht pflegen!" Der Begriff Pflegeroboter polarisiert, weil sich jeder etwas darunter ausmalen kann, aber niemand so richtig weiß, was genau Pflegeroboter sind. Das zeigen auch aktuelle Befragungen zu dem Thema, die mit gleich verteilten Nennungen aller Antwortkategorien keine Klarheit bringen. Man sieht zu den Ergebnissen vieler solcher Befragungen, dass man im Grunde nichts sieht. Für einige ist es eine reine Provokation und ein erster Schritt in die Richtung, die „warme Hand" der Pflege durch die „kalte Hand" des Roboters zu ersetzen. Wird es den Pflegekräften von morgen wie den Webern zu Beginn der Industrialisierung in Großbritannien ergehen, die (zurecht) Angst vor der Konkurrenz durch den automatischen Webstuhl hatten?

Diese Frage stellt sich auch Pauline, die eine Ausbildung in der Pflege machen möchte, da dieser soziale Beruf sie schon immer interessiert hat. Stellt sich überhaupt diese Frage bei einem so erheblichen Fachkräftemangel, wie wir ihn aktuell erleben und noch viel stärker erleben werden? Werden künftig, wie z. B. bei der Ausbildung von Piloten in der Luftfahrtindustrie, Simulatoren in der Pflege genutzt, um die Pflege sicherer zu machen? Ist der Pflegeroboter nur ein Mythos oder doch ein Meilenstein? Pauline hat sich schon vor ihrer Arbeit sehr mit der Materie Pflege und Digitalisierung beschäftigt. Aufgrund des heute schon vorherrschenden und zukünftig weiter steigenden Personalmangels in der Pflege müssen sich die Pflegeakteure neu aufstellen und den technischen Fortschritt zur Unterstützung integrieren. Potenzial ist vorhanden: Denn rund ein Drittel der Pflegezeit wird für die eigentliche Pflege aufgewendet, ein weiteres Drittel für pflegenahe Tätigkeit (Essen bringen, Wäsche waschen) und das letzte Drittel für Dokumentation bzw. Bürokratie. Somit gibt es alleine in den beiden zuletzt genannten Dritteln eine Menge an Effizienzreserven, um es positiv auszudrücken. Und das Problem wird sich in den nächsten Jahren noch deutlich verschärfen.

Wissenschaftler gehen davon aus, dass im Jahre 2030 in Deutschland schätzungsweise 500.000 Pflegekräfte fehlen werden und der Pflegebedarf demnach nicht einmal mehr annähernd gedeckt werden kann. Auch andere Länder haben diese Probleme. Kommt jetzt der Pflegeroboter ins Spiel? Selbst in Japan gibt es heute noch keine humanoiden Pflegeroboter außerhalb von Laboren, obwohl es dort traditionell eine Offenheit gegenüber technischen Assistenzsystemen gibt. Dennoch bleibt die Hoffnung, dass Pflegeroboter einerseits Pflegekräfte und -bedürftige unterstützen können und andererseits die persönliche Autonomie fördern. In den Augen mancher stellen sie eine gewisse Gefährdung für die Bereiche Privat- und Intimsphäre sowie informationelle Autonomie dar. Dennoch darf aktuell resümiert werden, dass Roboter in der Pflege unterstützen werden, als fahrerlose Transportsysteme, Reinigungs- und Desinfektionsroboter, intelligente Pflegehilfsmittel, Telepräsenz- und Diagnoseroboter sowie als emotionale Roboter wie die Pflegerobbe mit dem Namen „Paro".

In manchen Pflegeheimen kannst du schon heute die ersten Pilotprojekte mit Robotik sehen, zum Beispiel den Pflegeroboter Pepper. Dieser Roboter ist 1,20 Meter groß, 40 Kilogramm schwer und wird vorwiegend zur Unterhaltung von Senioren angeschafft. In ihm sehen ältere Menschen einen Ansprechpartner, einen Zuhörer und einen Entertainer, der den Tag gestaltet. Dieser soll nicht die menschliche Pflege ersetzen, sondern den Pflegenden unterstützend zur Seite stehen, beispielsweise bei Routineaufgaben oder bei körperlicher Anstrengung. Weitere technische Unterstützungssysteme sind WC-Sitze, die über eine hydraulische Anpassung der Sitzhöhe, eine Waage und schließlich auch über die Möglichkeit zur Vitaldatenmessung verfügen. Denkbar sind zudem digitale Medikamentenschränke bzw. Pill-Reminder, die über eine Erinnerungsfunktion verfügen, die an die Einnahme der richtigen Medikamente erinnern. Auch erwarten wir Tracking-Module mit GPS-Technologie, die per Knopfdruck eine Notrufkette aktivieren. Eine Ortung des Benutzers kann jederzeit via Satellit oder Handynetz erfolgen oder es gibt eine Meldung an Betreuungspersonen beim Verlassen eines vorher definierten Bereiches – im Prinzip eine Art „elektronische Fußfessel", die immer noch besser ist als eine analoge Fixierung im Bett. Heute schon gibt es Bewegungssensoren rund um das Bett, die erkennen, wenn jemand aus dem Bett gestürzt ist oder nachts umherwandert. Darüber hinaus gibt es integrierte Licht-Leit-Systeme im Boden, die dem Patienten nachts den Weg zur Toilette zeigen und Stürze vermeiden. Und es gibt intelligente Bad-Spiegel, die per Icons durch den morgendlichen Pflegeprozess führen (Einblendung von Symbolen zur Zahnpflege, Rasur usw.) und gleichzeitig die Nachrichten des Tages einblenden, was ein selbstständiges und unabhängiges Leben ermöglichen soll.

Aber nicht alles, was in der Theorie einleuchtet, scheint auch in der Praxis sinnvoll zu sein. So ist beispielsweise ein solches Projekt mit einem intelligenten Bad-Spiegel bei Demenz-Kranken gescheitert, weil sich die zu Pflegenden jedes Mal aufs Neue erschreckt haben, wenn der Spiegel im Bad angefangen hat, morgens mit ihnen zu sprechen. Diese hängen jetzt in Designer-Hotels und suchen nach neuen Anwendungen. Darüber hinaus gibt es digitale Übungsprogramme zur kognitiven Aktivierung (Gedächtnis- und Alltagstraining speziell für Senioren) an berührungsempfindlichen Displays, die weder Tastatur- noch Mausbedienung erfordern. Bekannt ist auch der Einsatz von Spielekonsolen mit altersgerechter Software und der Bedienung über Körperaktionen. Für zu Hause kommen Kommunikations- und Interaktionsroboter, Mobilitätshilfen wie der Treppenlift und Handhabungshilfen in Frage. Dabei ist jedoch weiterhin die Tatsache zu bedenken, dass die Pflegekraft den digitalen Helfern in verschiedenen Situationen heute noch deutlich überlegen ist und anders als bei einer zwischenmenschlichen Beziehung viele wichtige Informationen heute nicht wahrgenommen werden können. Roboter mögen bei Routineaufgaben ihre Stärken haben. Steht der Roboter vor einer Aufgabe, die er vorher nicht hatte, ist er heute noch gnadenlos aufgeschmissen. Beispielsweise kann der Roboter in komplexen Situationen nicht immer die richtigen Entscheidungen treffen. Und deswegen ist Pauline sich sicher, dass sie in Zukunft mit dem Roboter im Team zusammenarbeiten wird, dieser aber niemals komplett ihren Job übernehmen kann. Und das ist auch gut so, denn die Technik wird sie in ihren vielen vor ihr liegenden Berufsjahren entlasten und damit auch ihre Gesundheit schützen.

Während dir vielleicht bei dem Gedanken an technische Systeme in der Pflege ein kalter Schauer über den Rücken läuft, gibt es sicherlich andere Menschen, die aus Gründen der Eigenständigkeit digitale Helfer einem Menschen bevorzugen würden. Eine kritische Diskussion darüber werden sich in Zukunft vor allem Gesunde ohne pflegende Angehörige leisten können, denn für Pflegende wird es wohl langfristig wenig Alternativen geben. Vielleicht werden sich dann doch sogenannte „Senior Robots“ als smarte Assistenten um die Älteren kümmern müssen, wenn es keine Alternativen gibt. Zukunftsforscher gehen heute davon aus, dass in 15 Jahren mehr Pflegeroboter geleast werden als Autos.

➢ TAKEAWAY-MESSAGE

Der Diskurs zum Einsatz von humanoiden Pflegerobotern wird derzeit noch ambivalent bewertet. Einerseits können Pflegeroboter sinnvoll dazu eingesetzt werden, die Pflege neu zu organisieren und Pflegekräfte von unwesentlichen Aufgaben zu entbinden, andererseits gibt es Kritiker, die befürchten, dass humanoide Roboter irgendwann das Personal ersetzen könnten. Fest steht jedoch: Je komplexer eine Aufgabe ist, desto mehr sind und bleiben wir auf menschliche Pflege angewiesen.

Literatur:

Das Zitat von Andreas Westerfellhaus stammt von der Konferenz „eHealth & Society“ der FOM Hochschule und wurde am 20. Februar 2019 in München aufgezeichnet.

Elmer, A., Matusiewicz, D. (2019). Die Digitale Transformation der Pflege – Wandel. Innovation. Smart Services, MWV, 1. Auflage, Berlin.

Bendel, O. (2017). Pflegeroboter, Bendel, O. (Hrsg.), Springer Gabler, 2017.

Werner, J. A. (2022). So krank ist das Krankenhaus. Klartext, Essen.

Impfausweis digital – Deutschland sucht das gelbe Heftchen

Tom sucht auf dem Dachboden, Tom sucht im Keller, Tom sucht auf und unter dem Schrank und kann ihn nicht finden – diesen gelben Impfausweis. Alle Jahre wieder die gleiche Prozedur. Das Heftchen hat sich mal wieder versteckt. Fast jeder kennt dieses Gefühl, beim Arztbesuch nach seinem aktuellen Impfstatus gefragt zu werden und nicht antworten zu können und dies, obwohl der Impfpass zu den wichtigsten Dokumenten eines Menschen gehört. Mit Schrecken wird in der Arztpraxis festgestellt, dass du dich gar nicht mehr daran erinnern kannst, wo dieser das letzte Mal gesichtet wurde. Gehörst du etwa auch dazu? Nicht schlimm, kein Schamgefühl bekommen. Denn jeder zweite Deutsche weiß auf Nachfrage nicht, wo der Impfausweis liegt bzw. wie der aktuelle Impfstatus ist. Beim Arztbesuch wird es zwar dadurch nicht für dich gefährlich, aber wenn du ahnungslos und ohne Schutz in Risikogebiete für bestimmte Krankheiten reist, dann vielleicht schon. Und natürlich gibt es diverse Erkrankungen, die du dir in deiner unmittelbaren häuslichen oder beruflichen Umgebung einfangen kannst. Denn wie du vielleicht weißt, gibt es allein in Deutschland über zwanzig Erreger, gegen die du dich impfen lassen kannst. Solltest du dich nicht ausweisen können, wirst du nicht selten einfach erneut geimpft, demzufolge manche Menschen auch mehrfach. Diese Präventivspritze gegen den Ausbruch einer bestimmten Krankheit führt zu einem relevanten volkswirtschaftlichen Schaden. Neben dem Auffinden des Impfausweises besteht eine weitere Herausforderung. Denn manchmal sind diese aufgrund von Überfüllung oder unleserlicher Schrift gar nicht zu gebrauchen oder werfen Rätsel auf. Und auf die Sticker der genutzten Präparate, die Stempel und die nicht selten unleserliche Handschrift könntest du sicherlich verzichten. Wäre es daher nicht schön, den Impfpass immer bei sich zu haben? So wie das Portemonnaie oder das Handy?

Das Handy ist hierbei der Schlüssel zur Lösung. Digitalisierung beendet endlich die Suche nach dem gelben Heftchen. Das in der Hand zu haltende gelbe Papierbuch wird zu einem elektronischen Impfpass. Mittels einer App ist das Abrufen von Impfdaten auf dem Smartphone möglich und verhindert damit, dass die Impfnachweise und die dazugehörigen Informationen (beispielsweise Ablaufdatum) verloren gehen. Eine solche App dient nicht nur als behütete Informationssammlung, die immer abrufbar ist, sondern kann als solche viel mehr. Eine Erinnerungsfunktion zeigt an und meldet per Nachricht, wann die nächste Impfung fällig ist und welcher Arzt als letztes die Impfung durchgeführt hat. Anhand einer elektronischen Unterschrift kann der Arzt den Nachweis erbringen und spart somit lästige Papierarbeit. Die nachhaltige Speicherung erzielt, dass auch die Fehlerquellen reduziert und somit eine Kostenorientierung vorgenommen werden kann. Wenn du also bald den digitalen Impfausweis nutzt, kannst du ohne Kopfschmerzen den Hausarzt für die Routineuntersuchung vor dem anstehenden Jahresurlaub aufsuchen. Solltest du dann den Impfpass vorlegen müssen, kannst du einfach zu deinem Smartphone greifen und die App öffnen. Übrigens ermöglichen die meisten Apps der Krankenkassen, dass neben den normalen Impfdaten auch andere wichtige patientenspezifische Informationen gespeichert werden. Denn darüber hinaus gibt es Daten wie zum Beispiel bisherige Krankheiten, Allergien, die aktuelle Medikation oder den Immunstatus, die im Zusammenhang mit Impfungen wichtig sein können. Vor allem dann, wenn du in andere Länder reist. Nebenbei vermittelt die App dir als Reisender eine Empfehlung für die bevorstehenden Urlaubs- oder Geschäftsreisen. Damit kann in Stresssituationen präventives Handeln unterstützt werden und Gesundheitsbewusste können aus verschiedenen Quellen ihren Impfpass mit zusätzlichen Informationen über Unverträglichkeiten etc. füllen. Du erhältst so die Möglichkeit, deine Gesundheitsdaten zu verwalten. Die damit erzielte vollständige und standardisierte Impfdokumentation trägt demnach zu mehr Service und Komfort für dich als Patient, aber auch für den Arzt bei.

Nach der Impfpflicht gegen Masern und den Diskussionen zur Impfung gegen COVID-19 nahm das Thema des elektronischen Impfpasses nochmals an Geschwindigkeit zu. In Deutschland werden immer mehr Patienten den elektronischen Impfpass (E-Impfpass) als Teil der elektronischen Patientenakte verwenden, weswegen das bisherige gelbe Impfbuch irgendwann nur noch im Museum zu finden sein wird. Auf diese Art und Weise wirst du einen besseren Überblick haben und keine der empfohlenen Impfungen verpassen, denn du erhältst automatisch Erinnerungen. Und was das Beste ist: Du kannst ihn gar nicht mehr verlieren oder zu Hause vergessen. Für Tom und viele andere Menschen eine völlig normale Entwicklung und es wundert ihn eher, dass es nicht schon längst so funktioniert.

➢ TAKEAWAY-MESSAGE

Welche Impfungen hast du? Welche Impfungen werden für welches Reiseziel benötigt? Und wo ist dein Impfpass? Diese und andere Fragen können in Zukunft schneller und einfacher beantwortet werden. Neben den Bedenken des Datenschutzes solltest du den Nutzen und das Potenzial nicht unterschätzen. Der digitale Impfausweis wird nicht nur zur Urlaubszeit ein zu unterstützendes Instrument für dich darstellen. Neben den aktuellen App-Angeboten im Zusammenhang mit der elektronischen Patientenakte wird auch ein elektronischer Impfpass immer öfter im Smartphone – und nicht in irgendeiner Schublade – zu finden sein.

Literatur:

Grzanna, M. (2019). Das Handy erinnert an die Spritze. Digitaler Impfpass. URL: https://www.sueddeutsche.de/wirtschaft/digitaler-impfpass-das-handy-erinnert-an-die-spritze-1.4528152, Abruf 01/2023.

Röntgenbilder digital – Maschinen sehen in Zukunft mehr

Röntgenbilder gibt es schon jahrzehntelang. Seit Anfang des 20. Jahrhunderts verwendet man Röntgenstrahlen zur Aufklärung von Gesundheitsproblemen. Sie sind die älteste und am häufigsten genutzte Form der medizinischen Bildgebung und helfen uns dabei, verschiedene Erkrankungen, Knochenbrüche oder Entzündungen im Körperinneren zu erkennen. Mit der Weiterentwicklung der Medizintechnik wurden die traditionellen Röntgenfilme durch digitale Aufnahmen ersetzt, womit zunehmend auch die Strahlendosis reduziert wurde. Röntgenbilder auf Papier wurden mehr und mehr digitalisiert und mehreren Behandlern gleichzeitig zur Verfügung gestellt. Marlen kennt das Szenario, dass sie von Arzt zu Arzt verwiesen wurde und jedes Mal fehlten die Röntgenbilder ihres letzten Beinbruchs. Sie musste diese schon selbst beim Arzt abholen, um sie bei Behandler B einzureichen, um daraufhin erneut auf einen Termin zur weiteren Besprechung der Behandlung zu warten. Oder die Aufnahmen wurden einfach neu gemacht und Marlen als Patientin bekam die doppelte Strahlenlast ab. Danke für nichts, dachte Marlen sich. Und das Schärfste, was sie gehört hat, war: dass diese Röntgenbilder manchmal mit dem Taxi zwischen den Kliniken in Form einer CD (Compact Disc) als Beifahrer des Taxifahrers gefahren werden. Es ist auch vorgekommen, dass Marlen von ihrem behandelnden Arzt zu einem Therapeuten wie Physio- oder Ergotherapeuten oder Osteopathen überwiesen wurde und dieser die Behandlung anhand von Röntgenbildern planen wollte. Genau dann ist es wichtig, dass Marlen als Patientin die Röntgenbilder digital vorliegen hat. Marlen denkt sich, dass diese heutzutage doch über eine sichere Cloud oder App aufgerufen werden können. So kann ihr behandelnder Arzt nicht nur auf die aktuellen Röntgenbilder zugreifen, sondern auch auf alle weiteren digitalisierten Dokumente und Befunde. Hierdurch hat der Behandler die Möglichkeit, eventuelle Veränderungen im Zeitverlauf zu erkennen und bei Therapieentscheidungen zu berücksichtigen. Anders als analoge Ausdrucke, können digitale Röntgenaufnahmen mehreren Ärzten gleichzeitig zur Verfügung stehen, inklusive aller wichtigen und damit in Verbindung stehenden Befunde.

Ein weiterer entscheidender Vorteil in der digitalen Bildgebung ist die Auswertung. Es kommt durchaus vor, dass ein Röntgenbild von verschiedenen Ärzten betrachtet und beurteilt wird und es dementsprechend zu unterschiedlichen Interpretationen kommt. Das führt beim Patienten zu Unsicherheit, schließlich geht es um das Erkennen von Mustern, die auf eine Erkrankung hinweisen können. Für eine genauere Interpretation kann und wird zunehmend Künstliche Intelligenz (KI) Anwendung finden. Die KI erkennt auf den Bildern viel mehr Details in einem viel kürzeren Zeitraum als das menschliche bzw. ärztlich geschulte Auge. Zeitgleich kann ihre vorläufige Auswertung im Hintergrund mit einer enormen Datenmenge ähnlicher Befunde verglichen werden, bis sie zu einer Bewertung kommt. Somit ist die Auswertung der KI nicht nur schneller, sondern auch zuverlässiger. Krankheiten können somit oft schon früher erkannt und effektivere Therapien eingeleitet werden. KI kann zum Beispiel auch das genaue Alter eines Kindes oder Jugendlichen anhand einer digitalen Röntgenaufnahme der Hand bestimmen sowie Wachstumsstörungen erkennen. Die schnelle KI kann zudem Leben retten. In der Notfallaufnahme sind Ärzte beispielsweise nicht immer direkt zur Stelle. Wenn Patienten aufgenommen werden, werden – je nach Informationsstand – Bilder per Computertomographen oder Röntgengerät erstellt. Diese Bilder könnte die KI direkt auswerten und beispielsweise auf eine Hirnblutung hinweisen, die unmittelbares Handeln erfordert. Die Diagnose wäre noch schneller gesichert, die Therapie durch den Arzt schneller eingeleitet und die Aussicht auf Heilung größer. Der Einsatz von KI bedeutet aber auch effizientere Strukturen. So sind bei einem Brust-Screening mindestens zwei Radiologen beteiligt, die die Röntgenbilder der Mammographie unabhängig voneinander bewerten. Die KI könnte in diesem Fall die Tätigkeit des zweiten Arztes ersetzen. Außerdem könnte die KI sämtliche Röntgenaufnahmen direkt nach Dringlichkeit sortieren. Normale, unauffällige Befunde von gesunden Menschen könnten vorab aussortiert und automatisiert beantwortet werden. Diese Patientengruppe hätte schnell eine Rückmeldung und keinen Grund für schlaflose Nächte. Auffällige und dringliche Fälle hingegen könnten durch frei gewordene Kapazitäten von Ärzten intensiver diskutiert und besprochen werden. Kosten- und Zeitminimierung rücken auch in der Diagnostik und Therapieplanung vor. In unterversorgten Gebieten mit wenigen Spezialisten oder für Menschen mit zeitlicher und mobiler Einschränkung bietet Künstliche Intelligenz durch die Unterstützung der ärztlichen Diagnostik viel Potenzial. Das alles kann dir heute und vor allem in Zukunft helfen, keine Röntgenbilder mehr auf dem Schrank zu suchen oder CDs mit deinen Röntgenbildern zu sammeln, die du deinem Hausarzt weiterreichst in der Hoffnung, dass dieser ein CD-ROM-Laufwerk hat.

➢ TAKEAWAY-MESSAGE

Die Technologie ist seit vielen Jahren so weit, dass radiologische Befunde den Patienten in digitaler Form zur Verfügung gestellt werden können. Künstliche Intelligenz wird Radiologen von zeitaufwendigen Routinearbeiten entlasten. Sie ermüdet nicht und kann als lernendes System immer speziellere Veränderungen identifizieren. Viele Ärzte sehen die Vorteile im Einsatz einer KI als Entscheidungshilfe, andere sehen dagegen ihren Job hierdurch bedroht. Du als Patient bist gut beraten, dich von Radiologen untersuchen zu lassen und die modernsten Technologien zu nutzen. Hierzu wird in näherer Zukunft für bestimmte Fragestellungen auch die Künstliche Intelligenz gehören.

Literatur:

Menn, A. (2019). KI könnte Heilungschancen massiv verbessern, URL: https://www.wiwo.de/technologie/forschung/kuenstliche-intelligenz-in-der-diagnostik-muessen-radiologen-um-ihren-job-fuerchten/23054930-2.html, Abruf 01/2023.

Haubold, J., Hosch, R., Umutlu, L., Wetter, A., Haubold, P., Radbruch, A., ... & Koitka, S. (2021). Contrast agent dose reduction in computed tomography with deep learning using a conditional generative adversarial network. European Radiology, 31(8), pp. 6087-6095.

Handynacken und -daumen – neue Krankheitsbilder

Als gäbe es nicht schon genug Wehwehchen, mit denen sich Pia herumschlagen muss. Die Medizin identifiziert heute, bedingt durch die Digitalisierung, zwei neue Krankheitsbilder in der Gesellschaft, die mit dem heutigen Lieblingsspielzeug von Kindern und Erwachsenen zu tun haben: Smartphone und Tablet. Die heutigen Geräte bieten viele Möglichkeiten, den Alltag zu gestalten. Soziale Kontakte per WhatsApp oder den anderen sozialen Messengers pflegen, Videos, Fotos oder Selfies aufnehmen, um die sozialen Kontakte neidisch zu machen, App-Nutzung, um die Langeweile mit Spielen zu vertreiben, die Gesundheitsdaten zu kontrollieren oder uns in Fremdsprachen weiterzubilden und noch viel mehr. All das können die heutigen Alltagsbegleiter, sodass Nutzung und Nutzungsdauer nicht mehr mit dem Handy vergleichbar sind. Die Geräte, die einst nur zum Telefonieren an das Ohr gehalten wurden, können nun kaum noch aus der Hand gelegt werden. Doch es ist die körperliche Haltung, die bei Pia für gesundheitliche Probleme sorgt. Weltweit besitzen rund fünf Milliarden Menschen ein Mobiltelefon und rund die Hälfte davon sind Smartphones. Und digital affine Personen wie Pia nutzen das Smartphone mehrere Stunden täglich. Mit der Pandemie dürfte der Anteil noch weiter zugenommen haben.

Auch wenn noch nicht besonders viel bekannt ist, weiß man heute, dass das Gehirn nicht in der Lage ist, pausenlos Informationen aufzusaugen. Und mittlerweile informieren auch etliche Krankenkassen darüber, wie ein gesunder Umgang mit dem Smartphone gelingen kann. Durch die unterschiedlichen Funktionen kommt es bei manchen Menschen dazu, die Kontrolle über das eigene Verhalten zu verlieren oder aber dazu, dass das Verhalten in realer und virtueller Welt nicht mehr getrennt werden kann. Kennst du das Gefühl, dass jede freie Minute mit dem Smartphone verbracht wird, um E-Mails zu checken oder ähnliche Aufgaben auszuführen? Damit bist du nicht allein, denn die Menschen verbringen alters-, bildungs- und geschlechtsunabhängig viel Zeit mit dem Smartphone oder

Tablet. Die dabei ausgeübte unnatürliche Haltung kann schmerzhafte Muskelverspannungen im Nacken- und Schulterbereich auslösen. Mediziner bezeichnen die Beschwerden dann als Halswirbelsäulen-Syndrom, auch HWS-Syndrom oder Zervikalsyndrom genannt. Die Schmerzen führen zu einem eingeschränkten Bewegungsradius und fördern das Auftreten von Kopfschmerzen und Gefühlsstörungen in den Händen und Armen. Neben den HWS-Schmerzen kommt es nach den einst PC-bedingten Krankheiten Maushand und Mausarm nun auch noch zum Handy-Daumen, in englischsprachigen Ländern auch bekannt als „WhatsAppitis" oder „WhatsApp Disease". Damit werden jene Symptome an der Hand bezeichnet, die typischerweise von der Bedienung des Smartphones bei häufigem Gebrauch auftreten. Exzessives Tippen und Wischen auf dem Handybildschirm sorgen für Dauerstress der Daumen, sodass eine Sehnenscheidenentzündung am Daumen herbeigeführt werden kann. Daumen sind dazu gedacht, das Greifen der Hand zu unterstützen, sodass der Faustschluss als eine typische Bewegung für den stärksten Finger der menschlichen Hand gilt. Die Smartphone-Bewegungen hingegen entsprechen Dehn- oder Absprungbewegungen. Du merkst selbst, ob eine Überbelastung bei dir vorliegt, wenn du einen dumpfen Schmerz beim Tippen oder Ausführen anderer immer gleicher Fingerbewegungen bemerkst oder zunehmende Schmerzen beim Faustschluss, beim Greifen von Gegenständen oder beim Drehen der Hand spürst. Wichtig ist, dass du spätestens, wenn die Beschwerden nach ein paar Tagen nicht wieder abklingen, einen Arzt aufsuchen solltest. Denn eine akute Sehnenscheidenentzündung kann beispielsweise mit einer Salbe und Ruhigstellung nach wenigen Tagen geheilt sein. Wenn du aber den Schmerz dauerhaft erträgst und weiter förderst, dann können deine akuten Beschwerden schnell langwierig werden. Eine Linderung ist dann erst nach Monaten möglich. Smartphone und Tablet sind demnach dafür verantwortlich, dass es in der Welt zwei neue orthopädisch bedingte Zivilisationskrankheiten gibt.

Wenn du Überlastungserscheinungen vermeiden möchtest, solltest du regelmäßig Pausen einlegen, im Alltag immer wieder Lockerungsübungen machen, die Technik näher vor das Gesicht bringen, um den Hals zu entlasten, die Augen bei Nutzung senken, statt den Kopf zu neigen und während der Nutzung die körperliche Haltung überprüfen und diese entsprechend korrigieren. Allgemein wird außerdem von Experten dazu geraten, die Rückenmuskulatur durch Sport zu stärken und Rückenübungen durchzuführen. Ebenfalls sind Schwimmbewegungen wie Kraulen hilfreich, oder aber Übungen aus den Bereichen Pilates, Walking oder Yoga. Auch die physikalische Therapie wie Ergo- und Physiotherapie können bei akuten Schmerzen den Prozess lindern. Und zum guten Schluss der leichteste Tipp, der schnell vergessen wird: Nimm dir einfach mal eine Auszeit von Smartphone und Tablet. So wie Pia, die am Wochenende Digital Detox macht und ihr Smartphone in die Schublade legt.

➢ TAKEAWAY-MESSAGE

Wir verbringen heute mehr Zeit denn je mit unserem Smartphone bzw. unserem Laptop. Dass das nicht gesund ist und vermieden werden sollte, das wissen Mediziner schon seit Jahren und warnen vor übermäßigem Gebrauch. Die dauerhafte Nutzung unserer digitalen Werkzeuge kann Muskelverspannungen im Nacken- und Schulterbereich herbeiführen, weil wir unnatürliche Körperhaltungen einnehmen. Daher lass dein Smartphone und deinen Laptop doch einfach mal im Offline-Modus, entspanne dich und genieße bewusst die natürliche Bewegung deines Körpers. Unser Buch trägt den Untertitel „Digitalisierung macht gesund“ und dabei soll es auch bleiben.

Literatur:

Atefie, K. (2018). „Handy-Daumen“ als neues Krankheitsbild, URL: https://gesundheitsnews.at/handy-daumen-krankheitsbild/, Abruf 01/2023.

Von Bracht, T. (2020). Die 7 häufigsten Handy-Krankheiten: iPhone-Schulter, WhatsAppitis & Co., URL: https://www.onmeda.de/magazin/die-7-haeufigsten-handykrankheiten.html, Abruf 01/2023.

Darm digital – mit einer Kapsel auf Entdeckungstour?

Stell dir einmal vor, es gäbe eine Kapsel, die durch deinen Körper reist und diesen Zentimeter für Zentimeter erkundet – etwa wie ein kleines Raumschiff. Es gibt bereits eine Pille, die geschluckt werden kann und im Anschluss medizinisch überwacht durch deinen Verdauungstrakt geleitet wird. Albert erinnert sich an die französische Zeichentrickserie „Es war einmal ... das Leben" (französisch „Il était une fois ... la Vie"), die im Jahr 1986 entstand. Die bekannte Serie hat das Ziel, die Vorgänge im menschlichen Körper auf eine visuelle Art und Weise zu erklären. Die Hauptdarsteller sind zum einen Jugendliche, die verschiedene Lebensvorgänge, wie Essen oder Krankheit, durchleben, und zum anderen anthropomorphe Akteure einer mikroskopischen Welt wie Blutkörperchen oder Botenstoffe, die sich ihren Weg durch den Körper bahnen. Das hat Albert immer gerne geschaut, da er viele seiner Körperfunktionen so auf eine unterhaltsame Art und Weise besser verstanden hat. Und auch heute schaut er sich auf YouTube die Serie gerne immer wieder an.

Vielleicht hast du bereits eine Darmspiegelung hinter dir oder Bekannte, die diese Untersuchung durchführen ließen. Viele Menschen empfinden eine Darmspiegelung als unangenehm oder beschämend. Auch, dass ab dem Abend vor der sogenannten Koloskopie auf Essen verzichtet und eine abführende Flüssigkeit getrunken werden muss, ist nicht gerade einladend. Selbst wenn sich an dieser Technik noch eine ganze Zeit nichts ändern wird, ist es doch erwähnenswert, dass es bereits seit der Jahrtausendwende eine kleine Kapsel in der Erprobung gibt, über welche aus dem Darm Signale geleitet werden können. Die Kapsel schießt auf ihrem Weg durch den Magen-Darm-Trakt tausende Fotos, welche an ein Aufzeichnungsgerät, meist am Gürtel des Patienten befestigt, gesendet und danach ausgewertet werden. Dieser Weg dauert ungefähr acht Stunden. Die Kapsel ist zudem ausgestattet mit einer Lichtquelle und einem Sender, welcher die Informationen an das Aufzeichnungsgerät weiterleitet. Ein Computerchip, der jedoch noch einige Fragen offenlässt. Auch für eher „arztscheue"

Patienten könnte dies in mittlerer Zukunft positive Auswirkungen haben. Ganz auf einen Arzt kann allerdings nicht verzichtet werden, jedoch auf die ambulante Prozedur. Wenn die Bilder durch die Kapsel an den Sender und somit an einen Computer gesendet werden, stellen Ärzte die Diagnose. Gerade bei unkomplizierten Fällen kann diese Methode sehr hilfreich sein, vor allem zur Untersuchung des Dünndarms. Doch auch bei der Kapsel muss vor dem Eingriff auf Essen verzichtet werden, danach allerdings wird die digitale Kapsel einfach mit etwas Wasser heruntergeschluckt und du kannst dem Tag wie gewohnt nachgehen. Dies kann ein Vorteil sein. Der smarte Patient kann prinzipiell sogar zur Arbeit gehen und alles machen, was sonst auf dem Tagesplan steht, denn die Diagnostik des Darms ist nicht an das Krankenhaus oder die Arztpraxis gebunden. Doch genau wie eine Darmspiegelung funktioniert der kleine Helfer leider noch nicht. Es können beispielsweise keine Gewebeproben entnommen, auch bei erkannten Unregelmäßigkeiten kann nicht direkt im Darm eingegriffen werden. Das Ganze ist zudem dynamisch, sodass kein Richtungswechsel oder eine Blickwinkeländerung im Darm möglich sind. Ferner können unbekannte Engstellen im Verdauungstrakt ein Hindernis darstellen, da hier die Kapsel stecken bleiben könnte und schlimmstenfalls aufwendig durch eine Operation wieder entfernt werden müsste. Die Kapsel könnte allerdings besonders geeignet sein, um bestimmte, der konventionellen Endoskopie nur sehr schwer zugängliche Darmabschnitte, wie zum Beispiel den Dünndarm, besser untersuchen zu können. Die kleine Kapsel stellt mehrere Stunden Videomaterial zur Verfügung. Dieses Material auszuwerten ist sehr zeitaufwendig, jedoch wird hier bereits an einer Lösung gearbeitet, das Filmmaterial maschinell auszuwerten.

Letztendlich geht es aktuell noch gar nicht so sehr um den Ersatz zur Koloskopie, die aktuell infolge ihrer exzellenten Bildqualität und der Interventionsmöglichkeit alternativlos ist. Sicherlich aber wird die Kapseltechnologie weiterentwickelt. Vielleicht gibt es bald kleine Greifarme, die in der Kapsel lokalisiert sind und auf Knopfdruck ausfahren und Gewebeproben einsammeln können. Vielleicht kann die Kapsel auch zur Mikrobiomanalyse eingesetzt werden. Die Technik schreitet durch Digitalisierung immer weiter voran und bringt Innovationen auf den Markt, die noch vor wenigen Jahren undenkbar gewesen wären. Sieh also diese Innovationen als Chance und nicht als Gegner und denke an die Vorteile und das Potenzial, die diese mit sich bringen.

Es gibt aber noch weitere Fortschritte und noch tiefere Einblicke in den Darm. Der menschliche Körper setzt sich aus Billionen kleinster Teile zusammen, welche schließlich als Ganzes arbeiten und funktionieren. Durch die Analyse dieser Teile ergeben sich neue Charakteristiken und Eigenschaften, die für jeden Körper unterschiedlich und vielfältig sind. Seit einiger Zeit wird der Darm auch „Superorgan" genannt. Durch bestimmtes Essverhalten kann dieser „optimiert" werden: Krankheiten sollen vermieden, das Immunsystem gestärkt und vor allem die Lebensqualität gesteigert werden. Durch neue Analysen des vorgenannten Mikrobioms, hier gemeint als die Bakterien und Pilze, die natürlicherweise den Darm besiedeln, können individuelle Essgewohnheiten analysiert und somit präventiv eingesetzt werden. Somit kann individuell für jeden Menschen die Ernährung optimal angepasst werden. Ergebnisse können durch bestimmtes Fachpersonal, beispielsweise Ärzte, ausgewertet und hilfreiche Empfehlungen zur „Optimierung" des Darmes ausgesprochen werden. Außerdem wird Fachpersonal benötigt, um die wissenschaftlichen Ergebnisse zu analysieren. Datenwissenschaftler gehören fest in dieses Team. Hierdurch kann möglicherweise auch die Krankheitsprävention personalisiert und stärker in den Alltag eingebracht werden. Die Ziele sind zum einen, die Lebensqualität zu verbessern, die vorher beschriebene Leichtigkeit zu spüren, bessere Konzentration zu erfahren, sowie Krankheiten vorzubeugen. Außerdem wird damit häufig Fettleibigkeit reduziert und auch die dadurch entstehenden Folgen werden verhindert. Die Analyse des Mikrobioms verspricht also, individuell Vorschläge über das Essverhalten zu geben. Ob nun auf gewisse Lebensmittel verzichtet werden sollte oder eine spezielle Ernährungsform eingehalten werden muss, wird demnach personalisiert ausgewertet und bestimmt. Hierfür brauchen wir Ernährungswissenschaftler. Mithilfe der richtigen digitalen Auswertung dieser Ergebnisse können Tipps und Empfehlungen rund um das Gesundheitsverhalten einzelner Individuen gegeben werden. Gerade beim Thema Ernährung spielt dies eine große Rolle. Ob nun eine spezielle Ernährungsform, vielleicht ein bestimmtes Lebensmittel oder doch für jeden individuell völlig unterschiedliche Ernährungsweisen als Erfolgsrezept gelten, muss wohl noch weiterhin erforscht werden. Du darfst gespannt bleiben.

Menschen wie Albert würden sich eine Neuauflage der Serie „Es war einmal das Leben“ gerne anschauen, dann jedoch mit den heutigen Möglichkeiten der modernen digitalen Medizin. Das würde den Menschen sicherlich auch die Angst nehmen und zeigen, wie sinnvoll digitale Gesundheit sein kann. Erst wenn Abstraktes visualisiert wird, kann ein Verständnis eintreten und damit eine Veränderung des Lebensstils. Gerade die digitalen Möglichkeiten wie Virtual Reality würden uns heute ein immersives Erlebnis bieten, wenn wir in einer Kapsel durch den Darm an den Polypen entlang reisen würden. Das ist sicher nicht jedermanns Sache, aber bei Albert, da liegt die VR-Brille schon bereit.

➢ TAKEAWAY-MESSAGE

Die Einfachheit und Unkompliziertheit des Einsatzes einer Endoskopie-Kapsel sprechen für sich. Der frei bestimmbare Alltag und die Übertragung der Bilder in Echtzeit können in Zukunft für Patienten einen Vorteil darstellen. Dass die digitale Pille ein Fortschritt in der breiten Versorgungsforschung sein dürfte, ist denkbar. Es liegt hierzu aber noch eine lange Wegstrecke vor uns. Auch die Erforschung und Analyse des Mikrobioms durch digitale Technologien stellt für dich einen interessanten Ansatz dar, um einen noch tieferen Einblick in deinen Darm zu erhalten.

Literatur:

Ding, Z. et al (2019). Convoluntional Neuronal Network erleichtert Auswertung der Dünndarmkapselendoskopie, URL: https://www.thieme-connect.com/products/ejournals/html/10.1055/a-1030-0331, Abruf 01/2023.

Pox, Christian Peter (2018). Kolorektales Karzinom, Georg Thieme Verlag KG Stuttgart, URL: https://www.thieme-connect.com/products/ejournals/html/ 10.1055/s-0043-121455, Abruf 01/2023.

Teich, N., Klugmann, T. (2018). Chronisch-entzündliche Darmerkrankungen: Diagnostik und Therapie in der Praxis, Georg Thieme Verlag KG Stuttgart, URL: https://www.thieme-connect.com/products/ejournals/html/ 10.1055/a-0538-3715 #N69028, Abruf 01/2023.

Youtube (2013): @eswareinmalkanal, https://www.youtube.com/@eswareinmalkanal, Abruf 01/2023.

Geschlechtskrankheiten digital – Erstkontakt mit Maschine

Immer noch sind Geschlechtskrankheiten in der Gesellschaft ein unangenehmes Gesprächsthema. Bei Luigi besteht ein Schamgefühl, wenn es um Veränderungen im Intimbereich geht. Deshalb geht er nur ungern zum Arzt, wenn es Auffälligkeiten gibt. Und je älter er wird, desto häufiger kommt es zu solchen Situationen, wo er auch mal etwas abklären könnte. In Deutschland zeigt sich in den letzten Jahren ein stetiger Anstieg an Geschlechtskrankheiten. Die Bedeutung von sexuell übertragbaren Infektionen (STI – für den englischen Begriff Sexually Transmitted Infections) nimmt also zu. Dabei können Bakterien, Pilze, Viren, Arthropoden (Gliederfüßler), Protozoen (Einzeller) und Parasiten die Verursacher von Geschlechtskrankheiten sein. All die aufgezählten Krankheitserreger werden durch sexuellen Kontakt übertragen. Geschlechtskrankheiten können von einer infizierten Person durch Vaginal-, Oral- oder Analverkehr an eine andere Person weitergegeben werden. Wichtig ist, dass es auch ohne genitale Penetration zu einer Infektion kommen kann. Es gibt aber auch noch andere Übertragungswege wie beispielsweise Küssen, den Vorgang der Geburt, das Stillen sowie die Übertragung bei medizinischen Eingriffen durch Instrumente wie Spritzen. Experten in ganz Europa haben eine Zunahme bemerkt, dabei sind Chlamydien, Gonorrhö und Syphilis die am häufigsten vorkommenden Geschlechtskrankheiten. Mit einer weltweit dreistelligen Millionenzahl von Infizierten ist Chlamydia trachomatis der häufigste STI-Erreger. Hepatitis B, Herpes genitalis, HIV-Infektionen und Humane Papillomaviren (HP-Viren) sind ebenso sexuell übertragbar. Auch die Übertragung von Filzläusen und Krätze, fachlich genannt Scabies, ist durch sexuellen Kontakt möglich. Ursache dafür ist, dass sich die meisten Menschen beim Geschlechtsverkehr nicht mehr schützen, da innerhalb der Bevölkerung angenommen wird, dass Geschlechtskrankheiten heute alle sehr gut therapierbar oder gar praktisch verschwunden sind.

Auch der technische Fortschritt und die heutigen Kommunikations- und Informationstechnologien verhindern es leider nicht, dass Infizierte ihre Geschlechtspartner unwissentlich und somit auch unabsichtlich anstecken. Denn nicht immer müssen Betroffene Symptome aufweisen. Beispielsweise werden Chlamydien-Infektionen bei Frauen häufig nicht erkannt, weil diese Erkrankung sehr milde ablaufen kann. Problematisch ist es aber, wenn die Infektion einen chronischen Verlauf annimmt und infolge einer Unterleibsentzündung eine Unfruchtbarkeit entwickelt. Spätes Handeln ist für den Therapieerfolg unvermindert ein Problem, genau wie bei allen anderen Krankheiten auch. Betroffene benötigen daher eine schnelle und nicht selten anonyme Lösung, um sich frühzeitig Hilfe und Unterstützung zur Behandlung zu suchen. Digitalisierung macht auch vor diesem Körperbereich nicht Halt. Die betroffenen Personen googeln ihre Symptome oftmals, um eine erste Einschätzung zu erhalten, was die Veränderung auf der Haut bedeuten kann oder ob der übelriechende Ausfluss vielleicht doch normal ist. Das Internet bietet eine erste Orientierung. Die Problematik liegt nicht darin, die richtigen Informationen zu finden, sondern vielmehr darin, diese richtig einzuordnen und zu interpretieren.

Um hier auszuhelfen, gibt es mittlerweile verschiedene Apps, die dem Bereich der Dermatologie angehören oder sich speziell von einem „Intimarzt" via App digital auf Geschlechtskrankheiten überprüfen lassen. Veränderungen im Intimbereich können via App digital und anonym von einem Spezialisten betrachtet und bewertet werden. Für Betroffene ist der sogenannte Intimarzt eine Anlaufstelle, um sich unerkannt eine erste Einschätzung zu holen, ob die Auffälligkeiten eine ärztliche Behandlung benötigen. Der Intimarzt muss zurzeit noch von dem Nutzer selbst bezahlt werden. Eine Ersteinschätzung von Medizinern kann durch drei selbst aufgenommene Fotos per Smartphone oder Digitalkamera und verschiedenen Anamnese-Fragestellungen vorgenommen werden. Der Nutzer erhält über eine verschlüsselte Verbindung einen fachärztlichen Befund mit einer Handlungsempfehlung für das weitere Vorgehen. Diese Ersteinschätzung wird dem Nutzer im Regelfall bei vielen der angebotenen Lösungen innerhalb von wenigen Stunden übermittelt. In einem geschützten Netzwerk kann sich der Betroffene mit dem Arzt über noch offene Fragen austauschen und wird somit nicht alleine gelassen. Neben den Vorteilen der Anonymität und Schnelligkeit einer Ersteinschätzung ist es für Betroffene vor allem nützlich, dass nicht in jedem Fall ein Arztbesuch erfolgen muss. Denn Veränderungen müssen nicht immer zwangsläufig mit einer ärztlichen Therapie behandelt werden, sondern können in bestimmten Fällen auch mit frei verkäuflichen Medikamenten aus der Apotheke therapiert werden. Es sei an der Stelle allerdings auch kritisch angemerkt, dass sich diese Lösungen insbesondere für die Diagnostik eignen. Sobald es dann aber um die Therapie geht, ist nicht selten ein nachgelagerter Besuch beim Urologen oder Gynäkologen sinnvoll. Die digitalen Lösungen helfen allerdings zum einen als sogenannte „second best Lösung", um die Wartezeit bis zum Termin zu verringern, aber auch um sogenannte Bagatellfälle aus der Arztpraxis fernzuhalten, die keiner Behandlung bedürfen und dem Patienten auch unnötige Arztbesuche ersparen können. Und das ist kein geringer Anteil an Patienten. Durch eine digitale Lösung, die eine vollständige Anamnese (Aufnahme aller Beschwerden bzw. Symptome) und eine digitale Befundung inklusive eines elektronischen Rezeptes beinhaltet, werden in Zukunft immer mehr Menschen gerade bei sensiblen Erkrankungen die digitale Arztvariante bevorzugen und erst im Anschluss zu einem Arzt gehen, wenn es nötig ist. Getreu dem Motto: digital first, Wartezimmer second. Und Patienten wie Luigi, die vorher gar nicht zum Arzt gegangen sind, bekommen einen schnellen niederschwelligen Zugang, um sich keine unnötigen Sorgen zu machen oder einen Ratschlag zu erhalten, das eine oder andere dann doch mal fachärztlich abklären zu lassen.

➢ TAKEAWAY-MESSAGE

International und national steigt die Zahl an Geschlechtskrankheiten, die durch ungeschützten sexuellen Kontakt übertragen werden, deutlich an. Trotz der heutigen Kommunikations- und Informationstechnologien gehören Geschlechtskrankheiten in der Gesellschaft immer noch zu einem Tabuthema, sodass Infektionen unwissentlich weitergegeben werden. Viele Geschlechtserkrankungen lassen sich gut heilen. Bei zu spätem Handeln bleiben Behandlungen oftmals erfolglos. Daher bieten digitale Möglichkeiten eine schnelle und vor allem anonyme Lösung. So können Veränderungen im Intimbereich via App digital und anonym von erfahrenen Spezialisten betrachtet und bewertet werden. Dies ist auf jeden Fall besser, als aus lauter Schamgefühl nicht zum Arzt zu gehen und vielleicht andere Menschen anzustecken.

Literatur:

Schlingensiepen, I. (2019). Geschlechtskrankheiten via App abklären. Uro-News 23, S. 8.

Sondermann W, von Kalle, C., Utikal, J.S., Schadendorf, D., Esser, S., Durani, B., Durani, H., Jansen, M. & Brinker T. J. (2020). [External scientific evaluation of the first teledermatology app without direct patient contact in Germany (Online Dermatologist-AppDoc)]. Der Hautarzt; Zeitschrift fur Dermatologie, Venerologie, und Verwandte Gebiete, 71(11), S. 887-897.

Haut digital – Muster auf der Haut

Die Haut ist das größte Sinnesorgan und das Besondere an diesem Organ ist, dass man es in Zukunft sogar zunehmend digital auslesen kann. Sie schützt uns vor äußeren Umwelteinflüssen wie vor UV-Strahlung, Kälte, Staub und schädlichen Stoffen. Jeder von uns erinnert sich daran, wie unangenehm ein schmerzhafter Sonnenbrand sein und dass dieser selbst den schönsten Strandurlaub am Meer vermiesen kann. Einmal nicht richtig eingecremt, weil man auf der Sonnenliege eingeschlafen ist, und schon ist es um die Entspannung geschehen.

Tatsächlich ist es so, dass die Haut eine ganze Menge über unser Wohlbefinden verrät! Sie ist unser Schutzschild und gilt sprichwörtlich als der „Spiegel unserer Seele". Doch was machst du, wenn du im Urlaub bist und dir ein komischer Fleck auf der Haut auffällt, den du zuvor kaum oder gar nicht wahrgenommen hast? Wo findest du schnell Hilfe? Oder wartest du gestresst, bis du nach mehreren Tagen wieder nach Hause fährst, um dann nach mehreren Wochen Wartezeit endlich zum Dermatologen zu dürfen? Christian hatte schon immer Hautprobleme und ist mittlerweile der Meinung, dass er andere Wege gehen muss, da er jedes Mal wochenlang auf einen Arzttermin warten muss. Und als er im Urlaub ist, fängt er an zu googeln und nimmt das Projekt „Haut" selbst in die Hand.

Der Patient wünscht sich zudem schnellen Zugang zu telemedizinischen Gesprächen (per Video oder Chatbot) und asynchrone Kommunikationen mit seinem Dermatologen, aber auch weiterhin die Möglichkeit, in einigen Fällen persönlich mit ihm sprechen zu können. So kann der smarte Patient heute jederzeit eine erste Einschätzung zu einer Auffälligkeit auf seiner Haut anstoßen und das jetzt sofort – auch irgendwann nachts. Im Anschluss erhält er ein schriftliches Feedback. Auch wenn die digitale Lösung heute noch als „Second-Choice"-Lösung gesehen wird, so ist diese auch wichtig, um Fälle vorzusortieren und damit Fälle, die keinen weiteren persönlichen ärztlichen Klärungsbedarf haben, auszusortieren. Das spart Ressourcen für unser Gesundheitssystem mit durchschnittlich achtzehn Arztkontakten pro

Jahr. Dafür eignet sich der Einsatz digitaler Möglichkeiten innerhalb der Dermatologie, sei es, mit seinen eigenen Bildern direkt von der App in Form von Farben (grün, gelb, rot) ein Feedback zu bekommen oder diese mithilfe der App an (menschliche) Hautärzte zu senden, die ihre Fälle über eine App erhalten und somit in einer digitalen Hautarztpraxis arbeiten. Es folgt ein digitaler Befund oder eine zunächst telemedizinische Untersuchung oder eine Weiterleitung in eine fachärztliche Praxis. Das ist technisch erst seit ein paar Jahren möglich, da deine Smartphone-Kamera inzwischen gut genug ist, um Hautbefunde mit einer ausreichenden Qualität aufzunehmen und mit entsprechenden digitalen Apps zu interpretieren. Eine digitale Hautdiagnostik wird in ein paar Jahren neben der fachärztlichen Tätigkeit zur Normalität werden und die reine Abklärung vor Ort könnte als „Second-Choice"-Lösung degradiert werden. In jedem Fall wird es einen Versorgungs-Mix aus analog und digital geben. Der smarte Patient wünscht sich zudem, dass er regelmäßig zu Hause, auf der Arbeit oder im Supermarkt (wie es die MinuteClinic in den USA bereits anbietet) ein Hautkrebsscreening machen kann, bei dem er unmittelbar ein Ergebnis erhält und nur im Verdachtsfall einen Dermatologen aufsuchen muss. Früher sind die Menschen zur Sonnenbank gegangen, morgen gehen sie zum Hautscan. Auch beim Arbeitgeber gibt es im Corporate Health Bereich Programme für Mitarbeiter, die regelmäßig ihre Haut checken lassen wollen. Unabhängig davon sind viele bereit, als Selbstzahler auch etwas zu bezahlen. So auch Christian, der gerne mal im Internet 20-30 Euro ausgibt, um einen Tag später seinen Befund via elektronischem Arztbrief und ein Rezept für seine Apotheke zu erhalten. So spart er nicht nur mehrere Wochen Wartezeit, sondern auch viel Zeit und Stress.

Die Dermatologie ist eine sehende und sprechende Medizin. Diese ist prädestiniert für die Verwendung von digitalen Entwicklungen, die mithilfe von neuronalen Netzen, maschinellem Lernen und schließlich Künstlicher Intelligenz funktionieren. So können durch Künstliche Intelligenz Hautläsionen eigenständig identifiziert und nach Relevanz geordnet werden. Dies ist insbesondere bei sehr großen Datenmengen oder bei einer Einschätzung in Echtzeit durch den Patienten sinnvoll. Inzwischen hat Google auf der letzten Entwicklerkonferenz Google I/O angekündigt, eine KI-App mit dem Namen „Derm Assist" europaweit zu veröffentlichen, die dir hilft, knapp 300 Hautkrankheiten digital zu erkennen. Nachdem du drei Fotos hochgeladen hast, bekommst du eine Erstdiagnose. Der Grund, warum Google das macht? Der Konzern verzeichnet pro Jahr knapp zehn Milliarden Suchanfragen, die sich auf Hautprobleme beziehen. Laut einer Studie in Nature Medicine aus dem Jahr 2020 konnte die KI die Diagnosen mit gleicher Genauigkeit vornehmen wie die Dermatologen in der Kontrollgruppe. Eine zunehmende Anzahl von Studien und Daten in der Dermatologie zeigt, dass KI ein sinnvolles sogenanntes Entscheidungsunterstützungssystem ist. So bleibt mehr Zeit für den Patienten, um zu erklären, was es für Diagnostik- und Therapieempfehlungen gibt. Die Technologie kann somit als Instrument zur Kommunikation und Entscheidungsunterstützung eine große positive Wirkung erzielen. Die KI wird nicht so schnell den Hautarzt ersetzen, sie bleibt zunächst ein Instrument, um beispielsweise Fälle vorzusortieren oder eine erste schnelle Einschätzung vorzunehmen. Die Restsicherheit kann heute immer noch nur der Dermatologe geben. Durch die KI kann sich der Arzt auf wichtige Dinge konzentrieren: das Gespräch bzw. den Dialog mit dir als Patienten. Du wirst dich schnell an den Hautarzt in der Hosentasche gewöhnen. Du als Kunde wirst darüber entscheiden, wie und wann du deine Haut untersuchen lässt, auch danach, wie lange du auf den Vorstellungstermin warten musst.

➢ TAKEAWAY-MESSAGE

Die Haut hat als größtes menschliches Organ eine oftmals unterschätzte lebenswichtige Funktion. Medizinische Einschätzungen bei einem veränderten Hautbild können heute schon per App eingeholt werden. Auch telemedizinische Erstgespräche sind inzwischen möglich. Falls du also etwas Untypisches bemerkst, zögere nicht, den Hautarzt zu kontaktieren. Wenn es nicht zeitnah persönlich klappt, werden immer mehr Patienten auf den schnellen digitalen Weg ausweichen. Das digitale Vieraugenprinzip (Menschen und Maschine) ist heute bereits in der Versorgung angekommen.

Literatur:

Liu, Y., Jain, A., Eng, C. et al. A deep learning system for differential diagnosis of skin diseases. Nat Med 26, pp. 900-908 (2020).

Lang, E., Martin, A., & Frank, J. (2021). Teledermatologie. Arthritis und Rheuma, 41(03), S. 191-198.

Herz digital – Herzüberwachung leicht gemacht

Hannah hat einen Herzschrittmacher und seither wird ihr Herz auch digital überwacht. Das gibt ihr ein gutes und geborgenes Gefühl und nimmt ihr die Angst, dass sie alleine gelassen ist mit ihrer Erkrankung. Es ist zwar etwas komisch, dass sie mal von ihrem Neffen als Cyborg bezeichnet wurde, denn sie ist streng genommen eine Art Mischwesen aus biologischem Organismus und Maschine. Und das ist auch nicht schlimm, sondern verbessert ihr Leben. Hättest du gewusst, dass die meisten Menschen in Deutschland an einer Erkrankung des Herz-Kreislauf-Systems leiden und dass dies immer noch die häufigste Todesursache darstellt? Vielleicht schon. Was viele aber immer noch nicht realisiert haben, ist die Tatsache, dass ein Großteil der Herz-Kreislauf-Erkrankungen durch gesundheitsbewusstes Verhalten oder durch gezielte Medikamenteneinnahmen verhindert oder abgemildert werden können. Während die Digitalisierung in einigen Gesundheitsbereichen noch nicht angekommen ist, ist der Einsatz technologischer und innovativer Möglichkeiten innerhalb der Kardiologie nicht mehr wegzudenken. Die neuen digitalen Möglichkeiten bieten ein großes Potenzial, Präventionsprogramme zu entwickeln, den Behandlungs- und Therapieerfolg innerhalb der Kardiologie zu optimieren sowie die Nachsorge zu stärken. Zusätzlich gibt es mit der Digitalisierung auch positive Nebeneffekte wie z. B. eine Reduktion und bessere Planbarkeit ärztlicher Untersuchungen, welche die Patientenzufriedenheit steigern und das Gesundheitswesen entlasten können.

Der Einsatz digitaler Technologien kann Patienten dabei unterstützen, das Herzkreislaufsystem wie z. B. Bluthochdruck selbstständig und kontinuierlich zu überwachen. Wearables ermöglichen es schon heute, eigenständig die eigene Herzfrequenz regelmäßig im Blick zu haben. Somit haben auch asymptomatische Patienten, also diejenigen, die keine Beschwerden haben, sowie gesundheitsbewusste und interessierte Menschen die Möglichkeit, ihre Herzfrequenz z. B. beim Sport oder im Schlaf zu beobachten. In Zusammenarbeit mit einer Universitätsklinik in Stanford hat Apple eine Studie zum Einsatz einer Smartwatch zur Überwachung unregelmäßiger Herzrhythmen, wie z. B. Vorhofflimmern durchgeführt. Dabei sei erwähnt, dass Vorhofflimmern eine Hauptursache von Schlaganfällen ist und viele Menschen über 70 Jahren darunter leiden. Und natürlich gibt es auch eine ganze Reihe jüngerer Menschen, die Vorhofflimmern aufweisen. Aus den Ergebnissen der durchgeführten Studie geht hervor, dass die eingesetzten Algorithmen der untersuchten Smartwatches das Potenzial haben, einen unregelmäßigen Puls zu erkennen und rechtzeitig vor Vorhofflimmern zu warnen. Somit ist es bei Unregelmäßigkeiten ratsam, einen Arzt aufzusuchen und sich entsprechend beraten zu lassen. Es soll inzwischen immer häufiger vorkommen, dass der smarte Patient aufgrund seiner gesundheitsbezogenen Informationen und Beobachtung der Herzfrequenz in medizinische Entscheidungen eingebunden werden möchte. Darüber hinaus gibt es zahlreiche Startups, die über die Herzratenvariabilität (HRV) auf dem Smartphone den Stresslevel messen, um einen Indikator für Entspannung zu haben.

Bei der Diagnostik und Therapie der koronaren Herzerkrankung und des Herzinfarkts machen sich die Vorteile der digitalisierten Kardiologie besonders bemerkbar. So müssen die Ärzte die betroffenen Gefäße mit einem Kontrastmittel visualisieren. Dies war früher nicht digital. Und so wurden die aufgenommenen Bildsequenzen wie ein Kinofilm in schlechter Qualität abgespielt. Heute werden derartige Herzkatheter-Filme in hoher Auflösung digital abgespeichert und können auch mit anderen Kollegen in der Herzchirurgie geteilt und interdisziplinär besprochen werden. Und das, während der smarte Patient noch auf dem Herzkatheter-Tisch liegt.

Natürlich sind die neuen digitalen Errungenschaften nicht unbedingt preiswert, doch im Vergleich zu den Kostenpotenzialen sind sie gute Investitionen, die sich lohnen und Leben retten können! Gleichzeitig gibt es zu dieser Thematik selbstverständlich auch kritische Meinungen. Was ist, wenn die Technik einmal ausfällt? Welche Folgen kann ein technischer Defekt haben? Heute zeichnet sich bereits ab, dass Digitalisierung innerhalb der Kardiologie nicht mehr wegzudenken ist und auch nur dann eingesetzt wird, wenn die Chancen gegenüber den Risiken überwiegen. Gleichzeitig wird deutlich, dass die Arzt-Patienten-Beziehung und -Kommunikation in Folge zunehmender Digitalisierungsprozesse an Bedeutung gewinnt. Hannah ist froh, im regelmäßigen Monitoring zu sein und könnte es sich auch vorstellen, weitere Körperteile digital überwachen zu lassen, wenn es irgendwann erforderlich sein sollte. Sie ist vielmehr stolz darauf und hat ihrem Herzschrittmacher den Namen „Takti“ gegeben. Zudem ist Hannah bewusst, dass sie sich durch ihre HRV-Messwerte nicht zu sehr stressen lassen sollte. Bei Bedenken bespricht sie dies immer zunächst mit ihrem Arzt, der ihr hilft, die Situation richtig einzuordnen.

➢ TAKEAWAY-MESSAGE

Da Herz-Kreislauf-Erkrankungen zu den häufigsten Krankheiten und Todesursachen gehören, die oft vermieden oder abgemildert werden könnten, kommt Wearables hier eine bedeutsame Rolle zu. Der sinnvolle digitale Einsatz von Smartwatches oder Apps kann dich dabei unterstützen, deinen Herzrhythmus zu überwachen und so Auffälligkeiten zu erkennen und schnell reagieren zu können.

Literatur:

Perez, M. V., Mahaffey, K. W., Hedlin, H., Rumsfeld, J. S., Garcia, A., Ferris, T., Balasubramanian, V., Russo, A. M., Rajmane, A., Cheung, L., Hung, G., Lee, J., Kowey, P., Talati, N., Nag, D., Gummidipundi, S. E., Beatty, A., Hills, M. T., Desai, S., Granger, C. B., Desai, M. & Turakhia, M. P. (2019). Large-Scale Assessment of a Smartwatch to Identify Atrial Fibrillation. The New England journal of medicine, 381(20), pp. 1909-1917.

Turakhia, M. P., Desai, M., Hedlin, H., Rajmane, A., Talati, N., Ferris, T., Desai, S., Nag, D., Patel, M., Kowey, P., Rumsfeld, J. S., Russo, A. M., Hills, M. T., Granger, C. B., Mahaffey, K. W., & Perez, M. V. (2019). Rationale and design of a large-scale, app-based study to identify cardiac arrhythmias using a smartwatch: The Apple Heart Study. American heart journal, 207, pp. 66-75.

Ohr digital – schon gehört, App gegen das Piepen

Thomas hört ein Geräusch, ein Piepen, das andere nicht hören. Er leidet seit einiger Zeit an einem sogenannten Tinnitus. Ein Tinnitus ist ein Piepen, Pfeifen oder Rauschen im Ohr, das in aller Regel nur der Betroffene selbst hören kann und somit nur für ihn in seinem Alltag störend ist. Rund drei Millionen Menschen leiden unter einem lästigen Dauergeräusch. Der Deutsche Berufsverband der Hals-Nasen-Ohren-Ärzte (HNO) war einer der ersten, der bei der Behandlung von chronischem Tinnitus digitale Therapiemöglichkeiten unterstützt und angeboten hat. Das digitale Angebot stellt sich beispielsweise in einer Tinnitus-App-Anwendung dar und wird heutzutage vermehrt von niedergelassenen HNO-Ärzten zusätzlich als begleitende Maßnahme zur Tinnitus-Behandlung eingesetzt und verschrieben, um das Leben der Betroffenen zu erleichtern. Eine Tinnitus-App ermöglicht beispielsweise, störende Töne durch spezielle Musik oder Geräusche bei dem Patienten auszuschalten bzw. zu unterdrücken. Die App zielt darauf ab, Musik so umzugestalten, dass diese auf den Patienten und seine individuelle Tinnitus-Frequenz angepasst wird und somit der Leidensdruck durch Musik reduziert werden kann. Und so kann Thomas seine Lieblingsmusik hören und gleichzeitig etwas gegen das lästige Piepen tun.

Die Grundentwicklung der App-Anwendung basiert auf der Erkenntnis, dass Tinnitus eine Wahrnehmungsstörung ist. Es gibt keine echten Geräusche, die den Tinnitus entstehen lassen, sondern bestimmte Nervenzellen im Hörzentrum, die überaktiv sind. Somit kann dem einzelnen Patienten wie Thomas eine individuell angepasste musikalische Beeinflussung helfen. Damit die empfindlichen Nervenzellen geschont werden, wird seine Lieblingsmusik mit einer Einschränkung abgespielt. Der Arzt ermittelt die individuelle Tinnitusfrequenz, die dann wiederum von der App aus ihrer gewünschten Musik herausgefiltert wird, sodass nur diejenigen Nervenzellen angesprochen werden, die nicht in der für den Patienten als störend empfundenen Frequenz liegen. Tinnitus-Patienten erhalten heute eine zunehmend breitere Palette an Therapieoptionen, bei denen der behandelnde HNO-Arzt eng eingebunden ist. So werden auch E-Learning-Tools angeboten. Diese vermitteln dem Patienten wichtiges Wissen rund um den Tinnitus. Durch ein solches Zusammenspiel erhält der smarte Patient etwas an die Hand, das ihn besser befähigt, mit dem durchaus belastenden Krankheitsbild umzugehen. Neudeutsch spricht man davon, dass ein Patient zu einem solchen Umgang „enabled" wird. Zudem wird der behandelnde HNO-Arzt, in dessen Aufgabenbereich dieses Counseling normalerweise fällt, weiter entlastet.

Dadurch, dass du als Patient zur Bewältigung des Krankheitsbildes selbst aktiv werden kannst, unterstützt du den Heilungsprozess während der akuten ärztlich betreuten Therapie. Du verlässt die nur abwartende Rolle. Aber was passiert danach? Bist du nach Therapieende und Ablauf des Counseling-Moduls als Patient alleine? Nein, du kannst weiterhin Experten befragen, und zwar, indem du per App eine Videosprechstunde zum Thema Tinnitus vereinbarst. So hast du als Patient die Möglichkeit, mit einem Tinnitus-Experten Kontakt aufzunehmen. Einige dieser Apps werden von Psychologen entwickelt, die dir zudem eine kognitive Verhaltenstherapie anbieten. Es wird ferner auf die beruhigende Wirkung von Geräuschen und Klängen gesetzt, um von den Störgeräuschen im Ohr abzulenken. Ebenso nutzt man die sogenannte Timer-Aktivierung, welche dazu dient, die Klänge nach einer festgelegten Zeit automatisch abzuschalten. Heilsame Naturklänge zur Entspannung und Ablenkung sollen den smarten Patienten von nervigen Geräuschen ablenken und eine Art Umprogrammierung des Hörzentrums bewirken.

Wenn du jetzt aber als Patient denkst, dass du dir einfach eine Tinnitus-App aufs Smartphone lädst und der Tinnitus im Handumdrehen verschwindet, solltest du den Gedanken wieder verwerfen. Weder ersetzt eine Tinnitus-App einen Arztbesuch, die ärztliche Begleitung oder die ärztliche Untersuchung, noch sind die genannten Therapieverfahren in all ihren Facetten hinreichend durch Langzeitstudien mit repräsentativen Erfolgsergebnissen belegt worden. Aber natürlich gibt es schon heute wertvolle Fakten. So belegen wissenschaftliche Studien, dass rund 90 Minuten Musikhören pro Tag die Lautstärke des Tinnitus-Tons deutlich verringert und viele Patienten wie Thomas, die eine derartige App nutzen, eine zunehmende Besserung empfinden.

➢ TAKEAWAY-MESSAGE

Ein Tinnitus beeinflusst deine Wahrnehmung und verursacht unliebsame Geräusche. Tatsächlich gibt es inzwischen erste Studien, die belegen, dass tägliches Musikhören mit einer Tinnitus-App das Leiden deutlich verringern kann. Daher werden derartige Apps inzwischen auch als begleitende therapeutische Maßnahme von Medizinern verschrieben. Es zeigen sich mittlerweile sogar erste empirische Erfolgsnachweise. Hoffentlich lässt sich bald einmal sagen: Schluss mit quälenden Geräuschen und hin zu harmonischer Musik!

Literatur:

Gießelmann, K. (2019). Tinnitracks: Mit frequenzgefilterter Musik gegen Tinnitus. Deutsches Ärzteblatt 2019. 116 (9).

Pantev, C., Rudack, C., Stein, A., Wunderlich, R., Engell, A., Lau, P., Wollbrink, A., & Shaykevich, A. (2014). Münster Tinnitus Randomized Controlled Clinical Trial 2013 based on Tailor-Made Notched Music Training (TMNMT). BMC Neurology 14(40).

Steiger, J. (2017). Tinnitus-App „Tinnitracks“: Schwere Vorwürfe von Ärzten gegen die Techniker Krankenkasse (TK). 2017, URL: https://tinnitusheilen.de/tinnitus-app-tinnitracks-in-der-kritik, Abruf 01/2023.

Schöps, C., Wüstenhagen, C. (2017). Schlachtfeld Innenohr – Bei Therapien gegen Hörsturz und Tinnitus wird viel Unfug getrieben. Was Ärzte darüber wirklich denken, Zeit Doctor, S. 24-31.

Gehirn digital – analoges Gehirnjogging

Überlege mal in der nächsten Minute, was du mit dem Wort „denken" verbindest. In der heutigen Zeit musst du dich mit der Frage auseinandersetzen, ob du überhaupt noch denken oder vielleicht doch durch Algorithmen in deinen technischen Geräten schon denken lässt. Und vor allem, ob du nicht vielleicht sogar eine Opferrolle eingenommen hast, seit du mit und in Abhängigkeit der Digitalisierung lebst. Die Digitalisierung greift in jeden Lebensbereich ein und übernimmt dabei nicht selten das Denken. Google und andere Suchmaschinen sowie soziale Plattformen verführen dich zur digitalen Bequemlichkeit. Und das ist toll! Dass du zu jeder Zeit und fast zu jeder Fragestellung die passende Erklärung im Internet findest. Und das genießt auch Mareike. Bei jeder Frage, die sie sich stellt, führt der Weg schnell ins Internet. In der Schule hat sie ihren letzten Schulaufsatz von der Künstlichen Intelligenz ChatGPT von der Firma OpenAI schreiben lassen. Das Internet macht ihr das Leben in vielen Bereichen einfacher und doch sind es Algorithmen, die ihr zeigen, was sie sehen will oder kaufen soll.

Dass Mareike im Internet schnell gezielte Informationen findet, hindert sie allerdings daran, sich selbst Gedanken zu machen oder überhaupt nachzudenken, z. B. über Zusammenhänge und über Tiefgründigkeit. Die potenzielle Verfügbarkeit einer App verführt dich zum ständigen Abrufen von Daten, um jede verfügbare Sekunde eines Tages produktiv zu nutzen.

Weißt du eigentlich, wann du das letzte Mal mit dem Auto zu einem neuen Ziel ganz ohne elektronische Hilfsinstrumente gefahren bist? Die meisten Autos sind schon heute umfangreich ausgestattet mit unterstützenden Annehmlichkeiten, wie beispielsweise dem automatischen Einparksystem, das dich problemlos in jede enge Lücke einparken lässt. Dabei nimmt dir die Elektronik das Denken und Wissen über die Außenmaße des Fahrzeugs sowie andere Distanzen ab. Ehrlicherweise werden mehr und mehr alltägliche Prozesse dem Menschen durch digitale Techniken abgenommen, womit allerdings das Gehirntraining abnimmt und keine Gehirnzelle zur Aktivität aufgefordert wird. Sich leiten zu lassen ist in erster Linie eine

Angewohnheit aus Bequemlichkeit. Da der Mensch ein Gewohnheitstier ist, verfällt er gerne in eine passive Rolle, die sich an den zur Verfügung stehenden Informationen orientiert und schließlich das Hinterfragen meidet.

Multitasking ist der Trend der Digital Natives, doch sollte dieser Trend wirklich weiter verfolgt werden? Verschiedene Studien weisen darauf hin, dass dieser Trend zu einer Umwandlung des Gehirns führt. Das Gehirn verliert durch diese Illusion die Fokussierung auf eine Aufgabe, was zu Konzentrationsschwierigkeiten und vor allem Fehlern führt. Das damit verbundene Belohnungssystem birgt die Gefahr, dass der Mensch konditioniert und nur noch auf Reize und Inputs reagiert, statt selbst zu handeln. Bedacht werden muss dabei, dass das Gehirn eigentlich wie ein Computer mit nur einem Prozessor funktioniert. Aufgaben sollten daher nacheinander verarbeitet werden. Das Gehirn benötigt Erholung und Ruhepausen ohne die Aufnahme von Informationen, neumodisch gesagt, es braucht ein digitales Detox. Gemeint ist damit eine digitale Entgiftung, damit das Gehirn die Möglichkeit zur Informationsverarbeitung hat. Forscher geben an, dass das Gehirn ca. 15 Minuten als Pausenzeit zwischen zwei komplexen kognitiven Tätigkeiten benötigt. Dieses kontrollierte Bewusstsein und die damit verbundene Konzentrationsförderung gilt es beizubehalten, weil es eine Grundkompetenz des Menschen darstellt. Daher appellieren verschiedene Forscher, das aktive Wissen zu trainieren und die Informationsflut zu filtern. Das Gehirn verliert die Sensibilität der Beurteilung, Informationen nach Gewichtung zu sortieren und Prioritäten zu erkennen. Diese Verminderung der Rechenkapazität unseres Denkorgans erhöht die Fehleranfälligkeit. Je mehr Aufgaben und Informationen das Gehirn gleichzeitig verarbeitet, desto mehr ist es in ständiger Alarmbereitschaft und entwickelt einen Zustand der Überforderung, der negative Gefühle auslöst. Um diese zu vermeiden, werden die notwendigen Nervenzellen vom Gedächtnis gemieden und fordern zur Reaktion statt Aktion auf. Nimm diesen Mechanismus wahr und überlege öfter mal, Prozesse zu hinterfragen und Aufgaben in Kombination mit dem erweiterten Wissen des World Wide Webs zu lösen, statt diese lösen zu lassen. Es geht allerdings auch in die andere Richtung. Durch virtuelle Realitäten entstehen über neue Erfahrungen und Trainings auch neue Hirnbahnen und fördern die Neuroplastizität, wie es einige Startups rund um das Thema digitale Rehabilitation z. B. nach einem Schlaganfall vormachen.

Doch die Entwicklung geht noch weiter. Während wir heute eher von Algorithmen, die uns im Alltag steuern, sprechen oder von der elektronischen Hirnmessung beim Neurologen, geht der US-amerikanische Milliardär Elon Musk noch weiter und möchte mit seiner Firma Neuralink den ersten Gedanken-Chip an Menschen testen. Mithilfe des sogenannten „Hirn-Computer-Interface" soll die Behandlung schwerer Krankheiten erleichtert und eine Gedankensteuerung von Computern ermöglicht werden. Menschen mit körperlichen Einschränkungen sollen mithilfe des Implantats Computer und Smartphones barrierefrei nutzen können. Darüber hinaus will Neuralink es blinden Menschen ermöglichen, wieder sehen zu können. Dies soll auch bei Personen funktionieren, die blind auf die Welt gekommen sind, also noch nie sehen konnten.

➢ TAKEAWAY-MESSAGE

Wir leben im Zeitalter der Informationsflut. Die digitalen Errungenschaften schonen unser Gehirn. Immer mehr elektronische Alltagshelfer übernehmen unser Denken und Wissen, wodurch unser Gehirn nicht mehr so aktiv trainiert wird wie noch vor 20 Jahren. Unser Gehirn verlernt es zunehmend, Informationen zu beurteilen, zu sortieren und zu priorisieren. Gleichzeitig nutzen wir Multitasking, um möglichst viel und schnell zu erledigen, was jedoch ebenfalls schädlich ist. Also: Konzentriere dich auf eine Sache und nutze bei allen digitalen Möglichkeiten die Leistungen deines Gehirns – du wirst es nicht bereuen!

Literatur:

Montag, C. (2018). Homo Digitalis: Was ist aktuell über den Einfluss digitaler Medien auf neuronale Prozesse bekannt?, in: Konthgassner, O. C., Felnhofer, A. (Hrsg.). Klinische Cyberpsychologie und Cybertherapie, S. 133-140.

Otto, D. (2020). Digitales Gift, Zeitschrift für Komplementärmedizin, 12(02), S. 40-42.

Cureosity (2022): Experience VR Therapy, https://www.cureosity.de, Stand 01/2023.

Depressionen digital – der digitale Therapeut

Wer kennt es nicht, mit dem falschen Fuß aufgestanden zu sein? Einfach schlecht in den Tag starten, das haben wir alle schon erlebt. Somit nehmen wir jegliche Art von Stimmungsschwankungen als normale und allgemeine Erscheinung menschlichen Erlebens an. Es gibt jedoch auch die Krankheit Depression, die sich von den Stimmungsschwankungen unterscheidet und länger andauert. Diese gehören zu den am häufigsten auftretenden psychischen Krankheiten schlechthin. Lara kennt diese Episoden, da sie bereits mehrfach im Leben damit in Berührung kam. Und es wundert sie jedes Mal aufs Neue, dass sie alle Jahre wieder mit den gleichen Methoden und Instrumenten (Psychotherapie, Medikamente) konfrontiert wird – ohne dass sich für sie etwas Neues in der Behandlung ergeben hat. Sie weiß mittlerweile, dass es ein wichtiger Schritt ist, einen Therapeuten aufzusuchen. Doch viele Menschen fühlen sich dazu nicht bereit oder warten monatelang auf einen entsprechenden freien Platz. Neue digitale Lösungsansätze sollen genau hier eingreifen und einfachere Möglichkeiten bereithalten. Und auch für Lara ist es diesmal eine neue Erfahrung.

Digitalisierung ermöglicht Anonymität, Flexibilität und soziale Distanz. Die Erkrankten können beispielsweise derzeit mehrere „Apps auf Rezept" gegen Depressionen verwenden oder sich online Therapiestunden geben lassen und diese per Telesprechstunde durchführen. Das ist insbesondere dann hilfreich, wenn es wieder monatelang dauert, bis es einen Termin mit Psychotherapeuten gibt. Die Nutzung bestimmter Apps wird teilweise von den Krankenkassen übernommen, weil die Wartelisten bei Psychotherapeuten und Psychologen lang sind und die Betroffenen schnell Hilfe bzw. einen Ansprechpartner benötigen. Am Markt gibt es zahlreiche Apps, die bei Depressionen helfen sollen, mit verschiedenen Therapieansätzen und Funktionen. Beispielsweise gibt es Funktionen, die die Selbstbeobachtung von Betroffenen fördern, indem eine regelmäßige Dokumentation von dem Wohlbefinden und den positiv sowie negativ erlebten Situationen gefordert wird. Die Dokumentation wiederum ist wichtig für Therapiesitzungen, um besser reflektieren und Verhaltensweisen mit dem Grad des Wohlbefindens in einen Zusammenhang bringen zu können. Andere setzen auf Entspannungseinheiten und Motivationssprüche, die am Tag automatisch auf dem Smartphone erscheinen. Ebenfalls gibt es Apps, die auf eine digitale Verhaltenstherapie setzen und auch die eigene Emotion positiv beeinflussen wollen. Und das hat auch Lara gemacht. Ihr Hausarzt hat ihr eine App auf Rezept verschrieben, von ihrer Krankenkasse hat Lara dann den Freischaltcode erhalten und die Depressions-App heruntergeladen. In den nächsten Wochen hat sie fleißig die Übungen auf ihrem Smartphone gemacht und so selbst viel über sich gelernt, während sie konservativ behandelt wurde. Was ihr am Ende geholfen hat, weiß sie nicht, aber sie ist sich sicher, dass ihr diese neue Erfahrung gemeinsam mit ein paar Podcasts zur Depression geholfen haben, sich und ihre Erkrankung besser zu verstehen.

Ein Ziel haben alle Ansätze, sie wollen dem Nutzer ein unterstützendes Instrument an die Hand geben, damit dieser nicht allein mit seinen Sorgen, Problemen und Stimmungen ist. Sie setzen dabei auf Selbstmanagement sowie Änderung von eingefahrenen Verhaltensmustern durch Reflexion. Hierbei ist allerdings zu beachten, dass es derzeit eine Hilfe zur Selbsthilfe darstellt und die Strukturen im Gesundheitssystem durch zu wenig Therapieplätze und Wartezeiten bis zu einem Jahr bei Kindern und Jugendlichen skandalös sind. Die Apps benötigen ein Maß an Selbstkontrolle und Selbstdisziplin, was intrinsisch abverlangt wird und wozu nicht jeder Betroffene in der Lage ist. Daher sind einige Forscher der Meinung, dass die App nur als Unterstützung zur Therapie verwendet werden sollte. Wissenschaftler aus dem Bereich bezeichnen die app-basierte Technologie als gute Unterstützung zur regulären Therapie, vor allem für Menschen mit leichtem bis maximal mittelschweren psychischen Leiden.

Zusammenfassend kann man sagen, dass Empathie und die Beziehung zwischen Therapeut und Patient ein wichtiger Faktor für den Erfolg ist. Emotionale Reaktionen sowie das Gefühl, eine Bezugsperson zur Verfügung gestellt zu bekommen, wirken sich direkt auf die Erfolgschancen einer Therapie aus. Deshalb ist auch hier wieder ein Mix aus einem menschlichen Ansprechpartner und einem digitalen Begleiter als ein zielführendes Ökosystem zu sehen, um die dunklen Wolken nach und nach wieder zu vertreiben und einen Weg aus der Depression zu finden. Es lässt sich aufzeigen, dass, wie so oft, individuell über die Therapie des Einzelnen entschieden werden muss. Eine vom Arzt oder Psychologen persönlich vorgenommene Therapie soll durch eine App nicht primär ersetzt werden, vielmehr können die digitalen Angebote ergänzend oder in einigen Fällen als Alternative genutzt werden, vor allem dann, wenn ein Vorstellungstermin beim Experten in weiter Ferne liegt. Solltest du dich also in der Situation befinden, einen Psychologen zu benötigen und keiner hat in seiner ortsansässigen Praxis für deine Sorgen Zeit, dann denke immer daran, dass eine digitale Lösung als Second-Best-Variante in jedem Fall besser ist als nichts zu tun. Nimm dir die Zeit, Gesundheits-Apps auf ihre Datensicherheit und inhaltliche Qualität zu überprüfen, indem du Nutzer-Bewertungen liest. Wenn du dir unsicher bist, dann frage einfach bei deiner Krankenkasse, einem Mediziner oder auch bei der für dich zuständigen Landesärztekammer nach.

➢ TAKEAWAY-MESSAGE

Depressionen nehmen weiterhin stark zu. Jeder, der mal versucht hat, einen Termin beim Psychologen oder Psychotherapeuten zu vereinbaren, weiß, wie schwierig das sein kann. In solchen Fällen kann es durchaus sinnvoll sein, sich vielleicht von zu Hause aus helfen zu lassen, telemedizinisch, telepsychologisch oder per App oder als Desktop-Software. In einigen Fällen übernimmt sogar die Krankenkasse die Kosten. Trotzdem soll eine persönliche Therapie in einer psychotherapeutischen Praxis nicht negiert werden. Gerade im Kontext einer genauen Diagnostik ist diese von unschätzbarem Wert. In vielen Fällen basieren die Angebote in der sogenannten sprechenden Medizin in digitaler Form auf wissenschaftlichen Grundlagen. Weitere Forschung ist hier allerdings vor allem hinsichtlich der langfristigen Effekte wichtig.

Literatur:

Löffler-Stastka, H. (2020). Psychotherapie in der Psychiatrie über digitale Medien? Kontra, Der Nervenarzt, 91(03), S. 259-260.

Spiegelhalder, K., Acker, J., Baumeister, H., Büttner-Teleaga, A., Danker-Hopfe, H., Ebert, D. D., Fietze, I., Frase, L., Klein, S., Lehr, D., Maun, A. Mertel, I., Richter,

K. Riemann, D., Sauter, C., Schilling, C., Schlarb, A. A., Specht, M., Steinmetz, L., Weeß, H.G., Crönlein, T. (2020). Digitale Behandlungsangebote für Insomnie – eine Übersichtsarbeit, Somnologie 24, S. 106-114.

Terhorst, Y., Rathner, E.-M., Baumeister, H. & Sander, L. (2018). „Hilfe aus dem App-Store?“: Eine systematische Übersichtsarbeit und Evaluation von Apps zur Anwendung bei Depressionen, Verhaltenstherapie, 28, S. 101-112.

Diabetes digital – Pflaster statt Nadel

In Deutschland leiden laut der Deutschen Diabetes Gesellschaft (DDG) aktuell mehr als sieben Millionen Menschen an Diabetes, und es kommen jährlich etwa 600.000 Neuerkrankungen hinzu. Hättest du gedacht, dass die „Zuckerkrankheit" weltweit zu den größten Volkskrankheiten unserer heutigen Zeit gehört? Tatsächlich warnen die Vereinten Nationen sogar schon vor der nicht-infektiösen chronischen Stoffwechselerkrankung als globale Bedrohung. Kaum zu glauben, aber wahr! Experten gehen inzwischen sogar davon aus, dass die Anzahl der Neuerkrankungen in Deutschland bis 2040 auf zwölf Millionen ansteigen wird. Das ist für viele Patienten, zum Teil aber auch für deren Angehörige, erst einmal ein Schock und schränkt die Lebensqualität ein. Daraufhin müssen sich die meisten Patienten erst einmal mit ihrer Erkrankung auseinandersetzen und ihre Ess- und Lebensgewohnheiten umstellen. Vor jeder Mahlzeit muss der Blutzuckerspiegel gemessen werden, um die Menge der Kohlenhydrate zu schätzen und die notwendige Menge an Insulin berechnen zu können. Du erahnst, wie aufwendig das sein kann. Falsche Berechnungen können eine Über- oder Unterzuckerung hervorrufen, die im schlimmsten Fall lebensgefährliche Folgen haben kann, weshalb hier außerordentliche Sorgfalt gefragt ist. Auch hier kannst du dir vorstellen, wie belastend das für die Betroffenen sein kann, sich täglich mit der eigenen Krankheit auseinanderzusetzen und wie viel Selbstdisziplin die Datendokumentation und -berechnung erfordert. Vor allem Kinder sind durch diese Erkrankung stark in ihrem Alltag eingeschränkt. Sie müssen bereits früh lernen, Verantwortung für ihre Gesundheit zu übernehmen. Auch für die Eltern wird die Erkrankung zum ständigen Begleiter. Gleichzeitig können die Insulininjektionen schmerzhaft und psychisch belastend sein.

Auch Yasper hat Diabetes und kennt das Stechen seines Fingers nur zu gut. Er fragt sich, wieso müssen in der heutigen modernen Zeit, in der wir zum Mars fliegen können, derartige blutige Messmethoden angewendet werden? Müssen sie eben nicht! Es gibt seit einiger Zeit eine Glucosemessung via Sensor auf der Haut und die dazugehörigen Blutzuckermessgeräte. Ein kleiner Pieks und ein Faden bleibt in der Haut und in einem Pflaster eingebettet. Die gemessenen Werte können automatisch auf das Smartphone übertragen und zur Auswertung gespeichert werden. Hierzu gibt es derzeit in Deutschland mehrere Anbieter, die diese Systeme anbieten – einige Krankenkassen bezuschussen diese. Yasper kann, seitdem er diese smarten Blutzuckermessgeräte nutzt, auch wieder viel besser Klavier spielen, da er keine zerstochenen Finger mehr hat.

Eine weitere Technologie verspricht eine nicht-invasive Variante. Hierbei wird ein Lichtstrahl durch einen Sensor auf die Haut gelenkt und das Licht erwärmt die Glucosemoleküle in der Haut. Zwar ist die Erwärmung so gering, dass sie nicht gespürt wird, allerdings kann der Blutzuckerwert aus der Wärmeentwicklung abgeleitet werden. Wie gut diese Technologien in der Versorgungsrealität sind, werden nicht die Geldgeber entscheiden, die in derartige Entwicklungen Millionen investieren, sondern die Patienten und die behandelnden Ärzte. Die Entwicklung ist sehr spannend und geht bis hin zu „Closed-Loop-Systemen" bei Typ-1-Diabetikern. Dies ist ein sogenanntes Diabetes Managementsystem, das die Insulinabgabe automatisch an den Glukosewert anpasst. So wird die Insulinabgabe reduziert, wenn die Gefahr eines zu niedrigen Glucosewerts besteht, bei einem hohen Glucosewert wird mehr Insulin verabreicht. Bestenfalls muss der smarte Patient gar nicht mehr darüber nachdenken – das System agiert automatisiert. Vor diesem Hintergrund können digitale Möglichkeiten eine sehr effektive und positive Wirkung haben, indem digitale Technologien, wie z. B. ein digitales Pflaster, die Lebensqualität wiederherstellen können. Forscher der University of North Carolina und der NC State University, haben ein „intelligentes Insulinpflaster" entwickelt, das den Anstieg des Blutzuckerspiegels ohne eigenes Einwirken erkennt und bei Bedarf automatisch Insulin in die Blutbahn abgeben kann. Es wird über hundert winzige Nadeln gesteuert und kann überall am Körper befestigt werden. Zu einer Ausschüttung von Insulin kommt es nur dann, wenn im Sensor ein zu hoher Blutzuckerspiegel registriert wird. Diese intelligente Technologie kann die Lebensqualität steigern und bietet neue Möglichkeiten.

Gleichzeitig gibt es auf dem Markt inzwischen eine Vielzahl an Diabetes-Apps. Diese bieten die Möglichkeit, die Vielzahl der Daten zur Insulinabgabe im Überblick zu behalten, zu teilen und immer bei sich zu haben. Das hat auch klar den Vorteil, dass die Fehlerquote gesenkt werden kann. Weitere Apps helfen, die richtige Ernährung zu finden und sich optimal selbst als gesunder Mensch gesundheitsfördernd einzustellen. Wenn du dich für die Nutzung einer App mit dem Merkmal „DiaDigital" entscheidest, bist du im Hinblick auf Datenschutzrichtlinien gewiss auf der sicheren Seite.

➢ TAKEAWAY-MESSAGE

Die neuen innovativen und technologischen Möglichkeiten zeigen, dass sich die Lebensqualität von Diabetes-Patienten durch intelligente Formen der Blutzuckermessung und des Datenmanagements erheblich steigern lässt. Vor allem Apps können dabei unterstützen, die eigenen Daten stets im Blick zu haben und in der Tasche mit sich zu führen. Zwar besteht hier oftmals noch ein Mangel im Bereich Datenschutz, doch zeigen sich hierbei bereits erste Verbesserungen.

Literatur:

Deutscher Gesundheitsbericht (2021). Diabetes 2021. Die Bestandsaufnahme, URL: https://www.deutsche-diabetes-gesellschaft.de/politik/veroeffentlichungen/gesundheitsbericht, Abruf 01/2023.

DiaDigital (2021). Deutsche Diabetes Hilfe, URL: https://www.diabetesde.org/dia-digital, Abruf 01/2023.

UNC Health and UNC School of Medicine (2015). Smart Insulin Patch Could Replace Painful Diabetes Injections, URL: https://news.unchealthcare.org/ 2015/06/smart-insulin-patch-diabetes-injections/, Abruf 01/2023.

Krebs digital – die Aufholjagd hat begonnen

Jedes Jahr erkrankt etwa eine halbe Million Menschen in Deutschland neu an Krebs. In diese Situation mehr oder weniger stark eingebunden sind unzählige Angehörige und Freunde, die ja ihr normales Leben weiterführen, arbeiten gehen, aber nicht selten mit diversen organisatorischen Aufgaben konfrontiert sind, deren Erfüllbarkeit eben auch die Angehörigen vor enorme zusätzliche Schwierigkeiten stellen kann. Krebs ist eine große Herausforderung und bedarf daher einer besonderen Betrachtung, die sich auf die nachfolgenden beiden Kapitel erstreckt.

Johanna ist Angehörige und leidet mit ihrer neu erkrankten Mutter sehr mit. Sie informiert sich über neue Möglichkeiten und stellt fest, dass es heute auf Basis von molekularen Analysen die Möglichkeit gibt, die richtige Diagnostik zu wählen. Denn molekulargenetische Informationen über Tumorerkrankungen können der Schlüssel zu wirksamen und verträglichen Therapien für Patienten sein. So können individualisierte Entscheidungen auf Basis softwareunterstützter molekularpathologischer Diagnosen durch Ärzte getroffen werden. Die Möglichkeiten der Präzisionsonkologie können für Patienten voll ausgeschöpft werden, indem auch nicht zielführende Behandlungen von Beginn an ausgeschlossen werden, um unnötige Nebenwirkungen zu vermeiden. Wie in vielen Bereichen des Gesundheitswesens hat Digitalisierung auch in der Onkologie ihre Wurzeln geschlagen. In diesem Teilgebiet der Medizin, das sich mit der Krebserkrankung beschäftigt, gibt es mittlerweile verschiedene digitale Anwendungen, bis hin zur Unterstützung durch Künstliche Intelligenz. Die Rede ist von digitalen Systemen, die Ärzten die Arbeit erleichtern und das Potenzial haben, die Gesundheitsbranche zu revolutionieren.

Gerade auf dem Gebiet der Onkologie müssen oft umfangreiche, komplizierte Tests an den Patienten durchgeführt werden, um den Tumor analysieren zu können und weitere Schritte sowie Therapien einzuleiten. Dies kostet Fachpersonal wie auch den Patienten viel Zeit und Geduld. Außerdem werden die Informationen oft unübersichtlich und noch in Papierform gelagert. Nicht selten gehen einige wichtige Hinweise verloren. Eine immer mehr digital erfasste Form von Patientendaten eröffnet auch neue Chancen für einen sinnvollen Einsatz der künstlichen Intelligenz in der Medizin. Beispielsweise können in Zukunft Algorithmen stärker genutzt werden, die Krebs in bildgebenden Verfahren erkennen sollen. Hier wird eine Datenbank mit tausenden Bildern gefertigt. Bei Hautkrebs beispielsweise wird ein Foto der auffälligen Hautveränderung durch die Datenbank geschickt und anschließend eine Verdachtsdiagnose gestellt, die bei begründeter Annahme auf Bösartigkeit mikroskopisch untersucht wird. Es wird also aus all diesen Bildern ein Zusammenhang erkannt und das neue Foto zugeordnet. Es wurde mittlerweile belegt, dass künstliche Intelligenz hierfür eine hohe Trefferwahrscheinlichkeit aufweist. Als Krebsverdacht gekennzeichnete Fälle stellen sich somit häufig tatsächlich als Krebs heraus, wohingegen einfache Muttermale richtigerweise als ungefährlich eingestuft wurden. Somit werden Patienten mit ähnlichen Diagnosen und Auffälligkeiten verglichen. Die Maschine lernt von Fall zu Fall dazu (Machine Learning). Der Vorteil solcher digitaler Systeme ist, dass ein großer Teil der Hautveränderungen eben nicht entfernt werden muss. Es kann zudem davon ausgegangen werden, dass je größer die Datenbank ist und je mehr Bilder zum Vergleich zur Verfügung stehen, desto genauer kann die Diagnose gestellt werden. Außerdem soll durch die Digitalisierung die nötige Technologie geschaffen werden, die nicht nur automatisch Tumore entdeckt, sondern auch eine passende Therapie vorschlägt. Die daraus resultierenden Vorteile sprechen für sich. Dem Fachpersonal sowie den Patienten wird ein enormer Aufwand und somit Zeit erspart. Damit können einige Tests und Wege überflüssig und somit das Gesundheitssystem entlastet werden. Zugleich werden dem Patienten nicht selten Sorgen genommen und die Arzt-Patienten-Beziehung zudem gestärkt. Was für Veränderungen der äußeren Haut gilt, das trifft gleichermaßen für andere Bildgebungsverfahren zu. Geht es um die Verlaufskontrolle, zum Beispiel beim Vorliegen von Metastasen, wird die Maschine mehr und mehr dabei helfen, den Menschen zu entlasten. Der Arzt kann sich so auf andere Tätigkeiten konzentrieren. Dies ist der künftige, die Diagnostik unterstützende, also tatsächlich stärkende Weg, der aber nicht von allen Ärzten befürwortet wird. Immer wieder kommen Sorgen auf, die Diagnostiker könnten ersetzt und überflüssig werden. Die künstliche Intelligenz soll die Arbeit erleichtern und unterstützen. Dadurch, dass Maschinen keine emotionalen und humanen Kompetenzen aufweisen, kann in dieser diagnostischen Branche nicht in der Breite auf Menschen, also Ärzte und Fachpersonal verzichtet werden. Johanna ist froh, dass die digitale Medizin heute viele Möglichkeiten bereithält, die es vor ein paar Jahren noch nicht gab. Gleichwohl muss man sich selbst informieren, um in diesem Dschungel an Möglichkeiten in Absprache mit dem behandelnden Arzt den richtigen Weg zu finden.

➢ TAKEAWAY-MESSAGE

Der Fortschritt der Digitalisierung ist nicht zu übersehen. Es bieten sich neue Chancen und Möglichkeiten, auch im Bereich der Onkologie. Der Vergleich zwischen Patienten in verschiedenen Regionen mit ähnlichen Auffälligkeiten stärkt die diagnostische Qualität und ermöglicht präzisere Therapieansätze und letztlich auch einen höheren Heilungserfolg. Ziel ist es nicht, den Beruf Arzt auszulöschen, sondern die Diagnostik effektiver zu machen und – in Anbetracht des zunehmenden Fachkräftemangels – Arbeit abzunehmen. Somit sollen in Zukunft Menschen und künstliche Intelligenz verknüpft werden, um bessere Forschungsmethoden sowie Fortschritte in der Diagnose und Therapie zu erzielen. Digitalisierung macht auch über diesen Weg gesund.

Literatur:

Brinker, T. J. et al. (2019). Diagnose schwarzer Hautkrebs: Künstliche Intelligenz schlägt Hautärzte, TumorDiagnostik & Therapie; 40(05): S. 272-273.

Kather J. N. et al. (2019). Künstliche Intelligenz zur Optimierung der Krebstherapie, Onkologie up2date; 1(04), S. 289-290.

Rodríguez-Ruiz, A., Krupinski, E., Mordang, J., Schilling, K., Heywang-Köbrunner, S., Sechopoulos, I. & Mann, R. (2018). Detection of Breast Cancer with Mammography: Effect of an Artificial Intelligence Support System, Radiology, p. 290(2).

Molecular Health (2022). Über uns, URL: https://www.molecularhealth.com, Abruf 01/2023.

Online-Selbsthilfegruppen – wenn Krankheitsbilder getauscht werden

Marla hat nach ihrer erfolgreich therapierten Krebserkrankung das Problem, dass sie große Angst hat, wieder neu zu erkranken. Sie möchte aber nicht ihre Angehörigen damit belasten, merkt allerdings, dass sie Hilfe benötigt. Zumindest verspürt sie das Bedürfnis nach kommunikativem Austausch. Sie ist Ende 30 und hat eine hohe berufliche Position erreicht, mit zeitlich bedingter Inflexibilität, sodass es schwierig ist, eine Selbsthilfegruppe aufzusuchen. Das World Wide Web bietet für ihr Problem einen Lösungsansatz, da es zunehmend digitale Selbsthilfegruppen gibt, ob als einzelne Foren, Gruppen auf Social Media oder professionelle Einrichtungen. Virtuelle Selbsthilfegruppen ermöglichen es Betroffenen wie Marla, schnell Hilfe zu erhalten und vor allem Anonymität, wenn dies gewünscht ist. Betroffene leiden oft stark darunter, dass sie kein Verständnis für ihre Probleme erhalten. Nutzer berichten daher davon, dass in der virtuellen Welt schneller über Probleme geredet bzw. geschrieben wird und die Kommentare oft zeitnah und emotional erfolgen. Emotionalität im Internet aufzubauen, ist durch die Anonymität und geänderte Identität niederschwelliger. Das Gefühl von Scham spielt im Krankheitsverlauf eine wichtige Rolle und ist als ein ausschlaggebender Faktor für die Heilung zu werten. Sich verstanden fühlen bringt den Betroffenen Sicherheit, sodass Probleme intensiver beleuchtet, analysiert und diskutiert werden können.

Wie es aber zu einer ganzen Bewegung werden kann, verdeutlicht das folgende konkrete Beispiel von YESWECAN!cer. Selbsthilfe und Digitalisierung ist eine für viele zunächst einmal eher ungewohnte Kombination. Dass diese Verbindung aber auch hervorragend passen kann, davon war Jörg A. Hoppe absolut überzeugt, eine Persönlichkeit, die gezeigt hat, wohin sich ein Teil der Selbsthilfearbeit entwickeln wird. Jörg A. Hoppe ist ein erfolgreicher deutscher TV-Produzent, Manager, Musikverleger und Musikjournalist. Jörg initiierte nach seiner eigenen Krebserkrankung 2017 die Plattform Yeswecan-cer.org, die zum offensiven Umgang mit Krebs animiert. Im Oktober 2016 erkrankte Jörg Hoppe an Leukämie, erhielt sofort eine Chemotherapie, die zweite im Dezember. Im Februar 2017 folgte die Stammzellentransplantation. Während dieser Zeit und den nachfolgenden Monaten mit all den Höhen und Tiefen stand ihm seine Frau ganz eng zur Seite. Das Glück einer solch starken Verbindung haben jedoch nicht viele Krebspatienten. Nicht wenige sind oder fühlen sich zumindest alleingelassen. #DUBISTNICHTALLEIN ist eine ganz starke Aussage der Internetplattform yeswecan-cer.org und der YES!APP. Hierüber gibt Jörg mit seinem Team den Krebspatienten und ihren Angehörigen die Möglichkeit, miteinander in Kontakt zu treten, Erfahrungen auszutauschen und sich gegenseitig Mut zu machen. Gleichzeitig werden Informationsmaterial und Kontaktdaten von Beratungsstellen und Ärzten bereitgestellt. Damit ist die Plattform eine zentrale Anlaufstelle für alle von einer Krebserkrankung Betroffenen. Weil eben solch eine Informationsplattform fehlte und Jörg nur zu gut wusste, dass sich viele noch unsicherer fühlen als er selbst, fing er an, YESWECAN!CER zu planen und umzusetzen. Die daraus hervorgegangene YES!APP erfährt immer stärkere Verbreitung, was den enormen Bedarf an Informationen widerspiegelt: Nähe und Unterstützung, und das eben nicht nur für die Patienten, auch für deren Angehörige. Im Jahr 2022 haben über 20.000 Krebsbetroffene die YES!APP zur größten digitalen Selbsthilfegruppe Deutschlands gemacht.

Dieses Beispiel, das sich auf eine ganze Reihe von Krankheitsbildern übertragen ließe und auch übertragen wird, sollte uns allen den Nutzen der digitalen Vernetzung vor Augen führen. Und natürlich wurden und werden die Fragen um den Datenschutz bei der YES!APP berücksichtigt, und ja, wenn jemand mit aller krimineller Energie in digitale Plattformen eindringen möchte, dann wird niemand eine hundertprozentige Sicherheit für irgendein Datensystem aussprechen wollen und können, nicht im Gesundheitswesen, nicht im Wasserwerk und auch nicht im Bundestag. Den Betroffenen aber geht es primär um Hilfestellungen in einer Ausnahmesituation. Wie überall müssen wir auch bei digitalen Plattformen zwischen Nutzen und Risiken abwägen. Die ersten Ergebnisse unterstützen die These, dass Krebs ganz besonders Kommunikation braucht. Deshalb gibt es die YES!CON. Deutschlands größte Krebs-Convention für Betroffene, Experten und Influencer will mit vielfältigen Angeboten das Leben mit und nach Krebs leichter machen. An zwei aufeinanderfolgenden Tagen geht es in Panels mit über 100 Experten, Ärzten und Betroffenen, mit Vorträgen, Workshops und Publikumsaktionen. Es ist nur ein Beispiel von unzähligen Selbsthilfegruppen, die gerade bei seltenen Erkrankungen einen großen Mehrwert des Austauschs haben zwischen Menschen, die sich beispielsweise bei einer seltenen Krebserkrankung nie getroffen und ausgetauscht hätten.

➢ TAKEAWAY-MESSAGE

Das World Wide Web bietet dir heute die Möglichkeit, Selbsthilfeangebote im Netz zu nutzen. Das virtuelle Angebot stellt eine niedrigschwellige und anonyme Möglichkeit dar, um online Hilfe zu bekommen und sich mit anderen Teilnehmern austauschen zu können. Je nach deiner eigenen psychischen Verfassung kann es ratsam oder wenig ratsam sein, virtuelle Selbsthilfeangebote in Anspruch zu nehmen, da du nie weißt, mit „wem" du im virtuellen Netz tatsächlich zu tun hast. Digitale Selbsthilfe ist also kein vollkommen unproblematischer Selbstgänger. Dass eine Selbsthilfegruppe sich auch digital platzieren kann, hat das Beispiel von YESWECAN!CER bewiesen. Das Konzept ist auf andere Krankheitsbilder übertragbar. Diese erfolgreiche Plattform zeigt aber auch, dass es nicht ein Entweder-Oder ist, digital oder persönlich. Kranke Menschen brauchen oftmals beides, ob über persönliche Treffen zum informativen Austausch oder über Veranstaltungen im Eventbereich.

Literatur:

Nakos (2015). Das Internet für die Selbsthilfearbeit nutzen. Eine Praxishilfe, URL: https://www.dag-shg.de/service/publikationen/var@nakos/key@2867, Abruf 01/2023.

Walther, M., Hundertmark-Mayser, J. (2011). Virtuell ist auch real – Selbsthilfe im Internet Formen, Wirkungsweisen und Chancen Eine fachliche Erörterung, URL: https://www.nakos.de/data/Fachpublikationen/2012/NAKOS-EXTRA-38.pdf, Abruf 01/2023.

Werner, J. A. (2022). So krank ist das Krankenhaus. Klartext, Essen.

Zahn digital – mit 3D-Druck zu perfekten Kronen

Die Angst vor dem Zahnarzt – wer kennt sie nicht. Tommy ist schon etwas älter und erinnert sich an seine Erfahrungen mit seiner Zahnärztin Dr. Rabiata sehr genau – von wegen, früher war alles besser. Damals war der Zahnarztbesuch alles andere als ein Vergnügen. Betäubungsspritzen waren die Ausnahme und die Technik weit vom heutigen Standard entfernt. Es hieß für Tommy im wahrsten Sinne des Wortes: Zähne aufreißen und sich innerlich zusammenreißen. Aber auch heute verbinden viele Menschen Zahnärzte mit überwiegend negativen Emotionen, vielleicht nicht direkt mit Angst, aber ein gewisser Respekt ist oft vorhanden. Schuld daran ist unter anderem der Zahnersatz. Die Abformung, bei welcher durch Druck an das Gebiss eine Silikonmasse die Form der Zähne abbildet. Gerade diese löst gelegentlich einen unangenehmen Würgereiz aus und sorgt für Unbehagen. Auch hier hilft Digitalisierung wie ein Segen.

Die lästige Prozedur des Zahnersatzes bleibt den wenigsten älteren Patienten erspart. Der Gebissabdruck wird genommen, ein Gipsmodell gefertigt, viel Zeit wird investiert. Die ersten Probleme entstehen bereits bei der Abformung. Für Patienten oft ein Albtraum. Wenn der Abdruck genommen ist, geht es weiter ins Fertigungszentrum. Der Austausch zwischen Zahnarzt und Zahntechniker ist oft ein aufwendiger. Ein Kurierdienst holt das Modell ab und bringt es dem Techniker. Nicht selten kommt es hierbei vor, dass das Gipsmodell beschädigt oder vertauscht wird oder gar verloren geht. Beim Zahntechniker selbst dauert es nun auch wieder, bis das Gebiss fertig und bereit für den Rücktransport ist. Außerdem kommt es auch in diesem Berufsfeld nicht selten zu Überforderung und Stress. Wenn die Krone nun die Zahnarztpraxis wieder erreicht hat, sind schnell mehrere Tage vergangen, bis sich der Patient erneut vorstellt.

Dieser umständliche Weg des Zahnersatzes wurde durch Digitalisierung modernisiert und revolutioniert. Neue 3D-Technologien ermöglichen ein ganz anderes, deutlich einfacheres Szenario: Mittels eines speziellen handlichen Scanners wird das Gebiss analysiert und virtuell als dreidimensionales Modell aufgezeigt. Der lästige Gebissabdruck sowie das Fertigen eines Gipsmodells werden umgangen. Der Arzt nimmt digital Zugriff auf das Modell seines Patienten und kann dieses ohne Weiteres in kürzester Zeit an den Zahntechniker weiterleiten, ohne dass ein Transport des Modells mittels Kurierdienst nötig ist. Hierzu werden Daten transportiert. Im Laborcomputer angekommen, inspiziert der Zahntechniker das Modell und designed virtuell die Krone nach Funktion und Gestaltung des Zahnes. Diese Informationen werden wiederum per Datensatz an einen 3D-Drucker weitergeleitet, der innerhalb kürzester Zeit die Krone fertigt. Das Endprodukt muss nun in die Zahnarztpraxis geschickt und dem Patienten eingesetzt werden.

Die Vorteile des dreidimensionalen Druckverfahrens ergeben sich also zum einen aus der Zeitersparnis: Dies hat positive Auswirkungen auf den Arzt, den Patienten sowie den Zahntechniker. Der Zahnarzt muss durch den Scanner kein Gipsmodell mehr fertigen, wodurch dem Patienten die Silikonabformung erspart wird. Eine gedruckte Krone entsteht in deutlich kürzerer Zeit als eine handgefertigte Krone. Auch der Zahntechniker spart sich Zeit und Stress. Zum anderen spielen die Kosten eine große Rolle: Die Zahlungen für den Kurierdienst halbieren sich, da ein Weg wegfällt und außerdem werden Materialkosten gespart. Ein 3D-Drucker arbeitet nur mit der benötigten Materialmenge und hinterlässt keine Überreste. Die gesparten Kosten nutzen auch dem Patienten. Für diesen ergeben sich nun ebenso günstigere Preise sowie kürzere Wartezeiten. Außerdem kann somit die bekannte Scheu vor dem Zahnarzt gelockert oder gar genommen werden. Auch die Reproduzierbarkeit stellt einen Vorteil dar. Das virtuelle Modell kann jederzeit abgerufen und überarbeitet werden und kann sich gleichzeitig in mehreren Praxen befinden. Außerdem kann dieses nicht physikalisch beschädigt und mit der Zeit porös werden. In einigen ausgewählten Zahnarztpraxen befinden sich bereits 3D-Drucker. Hier entstehen minimale Wartezeiten für den Patienten, und die Krone lässt sich in einer einzigen Sitzung einsetzen. Dies wird als sogenannte CEREC-Technologie bezeichnet, bei der das Akronym für CEramic REConstruction steht. Als Nachteil lässt sich nur die Befürchtung vor dem Jobverlust seitens einzelner Zahntechniker finden, wobei der dreidimensionale Druck wie beschrieben auch gerade für diese Berufsgruppe viele Vorteile mit sich bringt. Fachkräftemangel wird zum Zauberwort. Der Vorreiter des 3D-Druckes war in der Zahnmedizin eine bestimmte Frästechnik, bei der ebenfalls der Abdruck des Gebisses per Scanner genommen, an das Labor weitergeschickt und vor Ort unter Anleitung des Zahntechnikers die Krone durch eine große Fräsmaschine passgenau hergestellt wird. Die beiden Verfahren gleichen sich also sehr, ausgenommen der eigentlichen Kronenherstellung. Doch auch hier ergaben sich bereits Vorteile. Da du die Krone direkt eingesetzt bekommst, musst du auch nur einmal zum Zahnarzt. Deshalb fühlt sich für Tommy heute die nächste Krone eher wie eine Wellnessbehandlung an und er staunt immer wieder darüber, wenn er seinem neuen Zahnarzt über die Schulter blickt und sein Gebiss in 3D sieht.

Zahnspangen gehören heutzutage fast zum Alltag eines jeden Jugendlichen. Es gibt kaum noch Ausnahmen. Auch Erwachsene tragen inzwischen immer häufiger Zahnspangen. Erinnere dich einmal zurück. Hattest du als Kind auch eine? Deine Freunde, deine Geschwister? Und wie sind deine Erinnerungen an jene Zeit? Wenige Menschen verbinden diese mit positiven Gefühlen, häufig werden Schmerz, aufwendige Hygiene und Scham im Zusammenhang mit der Zahnspange genannt. Doch wie auch in diesem Bereich hält die Digitalisierung im Gesundheitswesen neue Lösungen bereit. Neueste Innovationen versprechen ein positives Tragegefühl und ein verbessertes Design.

Vor etwa zehn Jahren hielt sich die Begeisterung wohl sehr in Grenzen. Klar war, man musste zum Kieferorthopäden und einen Abdruck machen lassen. Eine kalte, silberne Schiene mit einer türkisfarbenen Knetmasse stellte eine Abbildung der Zähne her, woraus im Folgenden ein genaues Modell des Gebisses gefertigt wurde. Als Nächstes musste mithilfe dieses Gebissmodells nun eine Zahnspange gefertigt, aufwendig eingesetzt und bei häufigen Besuchen der Arztpraxis überprüft werden. Jeder Zahnspangenträger kennt sie, die häufigen Zahnarztbesuche. Nicht selten verbunden mit langen Wartezeiten und oftmals mit Schmerzen. Von Zeit zu Zeit muss ein Abdruck genommen werden, um die Fortschritte zu überprüfen. Die weitere Vorgehensweise wurde besprochen, die Spange angepasst und der nächste Termin vereinbart. Das Erstellen des Abdrucks wird häufig als lästig und unangenehm sowie langwierig und kompliziert empfunden. Dies soll nun mithilfe einer Innovation geändert werden. Bei der Erstellung des Gipsmodells und des Abdrucks mit Modellmasse soll nun ähnlich wie bei einer digitalen Zahnkrone ein Scanner eingesetzt werden. Innerhalb weniger Minuten wird das Gebiss erfasst und digital wiedergegeben. Anschließend werden die Ergebnisse an einen dreidimensionalen Drucker gesendet, der in Windeseile die fertige Spange druckt. Während bislang Wochen abgewartet werden musste – vom Abdruck über das Ergebnis bis hin zur Zahnspange – geschieht dies nun in wenigen Stunden. Außerdem entfällt bei dem Scan der Abdruck mit Modelliermasse gänzlich, da kein Gipsmodell benötigt wird. Ein weiterer Vorteil ergibt sich aus dem Material, mit dem gearbeitet wird. Es wird jetzt auf Metall verzichtet. Die neue Technik verspricht somit mehr Komfort als bisherige Zahnspangen. Auch ästhetisch ändert sich einiges.

Wenn du in jungen Jahren eine Zahnspange tragen musstest, erinnerst du dich vielleicht heute noch an das beschämende Gefühl, mit dieser zum ersten Mal in die Öffentlichkeit zu treten. Einige empfinden eine Art Stolz, die meisten jedoch ein gewisses Schamgefühl. Hast du es als unangenehm empfunden oder hast du dich wohlgefühlt? Um der Frage aus dem Weg zu gehen: Nun sind die neuen Spangen so gut wie unsichtbar. Die Zähne werden verschoben, optimiert und das alles ohne störende Metallteile im Gesicht. Durch den Scan sowie den 3D-Druck ergibt sich eine individuelle und sehr präzise Passform, wie sie auf diese Weise noch nicht vorhanden war. Diese Präzision verspricht ihrerseits einen erhöhten Tragekomfort. Als weiterer Pluspunkt lässt sich nennen, dass das Gebiss digital gespeichert wird. Überflüssige Akten und Daten in Papierform werden somit nicht mehr benötigt, auch weiterbehandelnde Ärzte oder Zahntechniker können digital auf die Ergebnisse des Scans zugreifen und auf ein Verschicken von Briefen und Befunden per Post kann verzichtet werden.

➢ TAKEAWAY-MESSAGE

Alles in allem lässt sich feststellen, dass Zahnkronen aus dem dreidimensionalen Drucker einfacher, präziser, schneller und kostengünstiger erstellt werden. Aus dem speziellen Verfahren lassen sich also deutlich mehr Vorteile schließen als Nachteile. Es kann nur noch eine Frage der Zeit sein, bis sich der Zahnersatz aus dem 3D-Drucker auf dem Markt durchsetzt. Bleibe also gespannt, was die Zukunft noch mit sich bringt. Und sicher brauchst du spätestens dann auch keine Angst mehr vor deinem nächsten Zahnarztbesuch zu haben. Die Vorteile sprechen deutlich für sich. Falls auch du daran Bedarf hast, dürfte jetzt ein guter Zeitpunkt gekommen sein! Was tut man nicht alles für das perfekte Lächeln.

Literatur:

Balkenhol, M. (2020). CAD/CAM: ein aktueller Kurzüberblick über Workflows, Technologien und Komponenten – Teil 1: vom Scan bis zur Planung, Das deutsche Zahnärzteblatt, 129(03), S. 88-91.

Roland, B. (2018). Neue Technologien in Labor und Praxis: der 3-D-Druck, Status quo und Zukunftsperspektiven, Das deutsche Zahnärzteblatt, 127(10), S. 478-484.

Schlenz, M. A., Rehmann, P., Wöstmann, B. (2019). Auf dem Weg zur digitalen Prothetik: Einblicke in den Praxisalltag, Das deutsche Zahnärzteblatt, 129(07/08), S. 334-340.

Bogdan, B. (2018). 3D-Drucken – wir designen uns selbst. In: MedRevolution. Springer, Berlin, Heidelberg, S. 161-184.

Hofstetter, C., Homa, M. & Schwentenwein, M. (2019). Lithographiebasierte additive Fertigung von Keramiken – vom Rapid Prototyping zur Serienfertigung. Keram. Z. 71, S. 46-51.

Digitale Organspende – Ersatzteile aus dem Drucker

Das Thema Organspende ist in Deutschland unverändert aktuell und viel diskutiert. Wie kann ethisch einwandfrei die Zahl der Spender erhöht werden? Wer soll dies entscheiden dürfen? Die Zahl der benötigten Organspenden steigt weltweit täglich. Auch wenn kürzlich zunächst erfolgreich einem Menschen ein Schweineherz implantiert wurde und Fortschritte in der Medizin verzeichnet werden, liegt der Bedarf bei den verschiedenen Organen deutlich über dem Angebot (Anmerkung am Rande: Zwar war es einem amerikanischen Ärzteteam Anfang des Jahres 2022 erstmals gelungen, ein genetisch verändertes Schweineherz erfolgreich in einen Menschen zu transplantieren, jedoch starb der Patient nach zwei Monaten – vermutlich weil das Schweineherz mit einem Virus infiziert war). Hast du einen Organspendeausweis? Deine Familienmitglieder auch? Und wenn ja, trägst du ihn stets mit dir? Sicher ist, dass es mehr Patienten gibt, die ein neues Organ benötigen, als potenzielle Spender. Und das ist auch Mustafas Problem im Kontext der Organspende. Er fragt sich, warum er so einen Ausweis aus Papier bei sich im Portemonnaie tragen muss und warum es nicht schon längst eine digitale Variante in seinem Smartphone davon gibt und überhaupt: Wieso kann man heute nicht Organe mit all der Technik, die wir haben, einfach reproduzieren?

Heutzutage wird der 3D-Drucker vielseitig eingesetzt, egal ob in der Technik, in der Lebensmittelindustrie oder in der Medizin. Bei Zahntechnikern kann ein Zahnersatz in nur kurzer Zeit geschaffen werden, der sonst sehr viel Mühe und Arbeit gekostet hätte. Die Zeitersparnis des 3D-Drucks ist wohl in allen Bereichen ein großes Plus. Häufig werden aus Kunststoff in Windeseile Teile gefertigt, was sonst durch Menschenhand nicht oder nur sehr beschwerlich möglich gewesen wäre. In der Medizin wagt man sich nun auch an diese neue Technologie, mit wachsendem Interesse. Ersatz für Knochen, Knorpel oder andere Körperteile werden bereits durch den dreidimensionalen Druck erforscht und entwickelt. Weitaus komplexere Projekte, wie etwa das Schaffen eines pumpenden Herzens oder einer funktionierenden Leber, bedürfen jedoch derzeit noch deutlich mehr Forschung. Hier werden als „Druckertinte" speziell gezüchtete Zellen verwendet. Man nennt diesen Prozess auch Bioprinting. Diese Zellen werden dem Drucker zugeführt und mit anderen Materialien nach Vorbild des Organs ausgedruckt. Um die Funktionalität des menschlichen Gewebes zu erreichen, bedarf es allerdings noch einer Vielzahl anderer Prozesse. Wenn dies jedoch erreicht wird und es tatsächlich möglich ist, Organe durch einen Drucker zu schaffen, werden dutzende Probleme gelöst. Der Bedarf an Spendern würde sinken, da das benötigte Gewebe einfach in dem Transplantationszentrum gedruckt werden könnte. Auch der Forschung kann dies zugutekommen, da zukünftige Ärzte oder anderes Fachpersonal dadurch an künstlichen Organen üben und diese untersuchen können.

Auch ethisch und politisch gesehen lösen sich vorherige Probleme auf, wie etwa die Frage danach, wer überhaupt entscheiden darf, ob Organe gespendet werden oder nicht. Außerdem bliebe hier deutlich Zeit und Aufwand erspart. Hinzu käme, dass die „klassische" Organspende, also mit einem menschlichen Spender, nicht nur das Einverständnis des Spenders, sondern auch dessen Hirntod voraussetzt. Dies bedeutet, dass das Gehirn nicht mehr funktioniert, die Organe jedoch noch durchblutet sind. Auch die Prozedur, bei welcher das Organ entnommen wird, entfiele bei dem Verfahren des dreidimensionalen Druckes. Das Warten auf ein Spenderorgan stellt außerdem sowohl für Patienten als auch für deren Angehörige häufig eine psychische Belastung dar. Die Unsicherheit, die mit dem Warten einhergeht, beschreiben viele als frustrierend und entmutigend, geht es hier doch häufig um Leben und Tod. Ein weiteres Problem stellt sich immer wieder, nachdem das Organ final eingesetzt und der Patient bereits entlassen wurde. Die sogenannte Abstoßreaktion entsteht, wenn das eigene Immunsystem das Spenderorgan nicht als körpereigenes erkennt. Um dem vorzubeugen, gibt es Medikamente, die ihrerseits allerdings wieder Nebenwirkungen aufweisen. Bei bestimmten Menschen müssen lebenslang Medikamente eingenommen werden, der Körper bleibt somit immungeschwächt und mitunter anfälliger für weitere Krankheiten. Die Frage bleibt, ob diese Gefahr der Abstoßung durch den dreidimensionalen Druck eines Organs völlig wegfällt. Da bei der Methode körpereigene Zellen verwendet werden, gibt es Hoffnung, dass diese Annahme zutrifft. Dieses Kapitel zum Organdruck klingt einerseits utopisch, andererseits wird daran in verschiedenen Laboren, vor allem in den USA, gearbeitet. Der 3D-Druck von Haut ist partiell bereits erfolgreich vollzogen. Auf jeden Fall könntest du darüber gelesen haben. Es ist derzeit eine Zukunftstechnologie, es ist allerdings nicht ausgeschlossen, dass diese wie auch andere exponentielle Technologien schneller in die Versorgung kommt, als es heute noch den Anschein haben mag.

➢ TAKEAWAY-MESSAGE

Auch bei der Organspende könnte in einiger Zeit auf die neuen Technologien der Digitalisierung gesetzt werden. Organe aus dem 3D-Drucker wären die neue Realität und zahlreiche Probleme und Nachteile der heutigen „klassischen" Organspende gelöst. Damit könnte ein Patient, der ein neues Organ benötigt, direkt eines eingesetzt bekommen, ohne Warteliste und ohne die Unsicherheit, ob sich überhaupt ein passender Spender findet, wenn es dann aus körpereigenen Zellen gedruckt würde. Die neue Methode setzt allerdings noch viel Forschung voraus. Die Chancen, die hierbei entstehen, könnten sich jedoch positiv auf das Gesundheitssystem auswirken und lassen auf die Zukunft hoffen. Nichts scheint unmöglich.

Literatur:

Bundeszentrale für gesundheitliche Aufklärung: Organspende – Die Entscheidung zählt!, URL: https://www.organspende-info.de/start.html, Abruf 01/2023.

Horch, R. E., Weigand, A., Wajant, H., Groll, J., Boccaccini, A. R., & Arkudas, A. (2018). Biofabrikation – neue Ansätze für den artifiziellen Gewebeersatz [Biofabrication: new approaches for tissue regeneration]. Handchirurgie, Mikrochirurgie, plastische Chirurgie 50(2), S. 93-100.

Schulte, K., Borzikowsky, C., Rahmel, A., Kolibay, F., Polze, N., Fränkel, P., Mikle, S., Alders, B., Kunzendorf, U., Feldkamp, T. (2018). Rückgang der Organspenden in Deutschland – eine bundesweite Sekundärdatenanalyse aller vollstationären Behandlungsfälle, Deutsches Ärzteblatt, 113, S. 27-28.

Lebensgefahr Smartphone – der Killer in der Hosentasche

In diesem Buch zeigen wir dir unterschiedliche Möglichkeiten auf, wie du das Smartphone bei der Diagnostik, Therapie und Nachsorge als hilfreiches Instrument nutzen kannst. Aber du solltest auch die andere Seite kennenlernen. Das Smartphone kann dich sogar in Lebensgefahr bringen und zur Todesfalle werden. Du denkst wohl jetzt, dass das übertrieben scheint. Luis hat sich mal an einem langweiligen Nachmittag bei YouTube und in den sozialen Medien umgesehen und für dich hier ein paar Szenarien zusammengestellt, wie das Smartphone dich in Lebensgefahr bringen kann. Vielleicht gehst du nach dem Lesen dieses Kapitels einen Tick sorgsamer mit deinem Smartphone um, lässt es sogar das eine oder andere Mal liegen, wenn du selbst in eine der nachfolgenden Situationen kommen solltest. Jetzt zu den lebensgefährlichen Szenarien und Beispielen, die Luis für dich zusammengestellt hat.

Stell dir sich vor, du fährst auf der mittleren Spur der Autobahn und wirst auf der linken und unkorrekterweise ebenso auf der rechten Spur gleichzeitig überholt. Du schaust nach links, wie der Fahrer noch schnell etwas in sein Smartphone eintippt, und dann blickst du nach rechts, wie die Fahrerin in dem anderen Auto ihr großes XL-Smartphone ans Ohr presst, sodass du das Gesicht der Fahrerin gar nicht mehr erkennen kannst. Schlimm, oder? Aber bevor du jetzt über andere urteilst: Hast du selbst noch nie während der Autofahrt das Smartphone gezückt, um mal schnell etwas zu lesen oder abzusenden? Auf der Autobahn können das schnell ein paar hundert Meter sein, wenn man dann im völligen Blindflug unterwegs ist. Gerade bei Lkw-Fahrern hat das verheerende Folgen, wenn rund 40 Tonnen ungebremst einen Auffahrunfall produzieren. In Deutschland gibt es pro Jahr etliche Auffahrunfälle, teilweise auch mit tödlichem Ausgang. Dazu gibt es mittlerweile Statistiken und sogar Videos, die das Geschehen dokumentieren. Weltweit sterben nach Angaben der Weltgesundheitsorganisation (WHO) jedes Jahr rund 1,4 Millionen Menschen im Autoverkehr. Sei es durch die eigene Unachtsamkeit oder die Unachtsamkeit anderer. Dabei sind Verkehrsunfälle der weltweit größte Killer in der Altersgruppe der 5- bis 29-Jährigen. Eine sehr große Zahl, die man an dieser Stelle auch mal in Relation setzen muss zu den potenziellen Unfällen, die durch autonomes Fahren entstehen könnten, bei dem du dann ruhigen Gewissens – weil aus der Verantwortung entlassen – beispielsweise dein Smartphone nutzen könntest. Nicht selbst Auto fahren zu müssen, würde viele Leben retten, das sagt auch Tesla-Gründer Elon Musk. Das Smartphone zu nutzen und gleichzeitig Auto zu fahren ist lebensgefährlich.

Ein weiteres Beispiel für unachtsames Verhalten ist, wenn Passanten mit ihrem „Handy-Nacken" über die Straße laufen. Im niederländischen Bodegraven werden deshalb LED-Linien auf dem Boden installiert, um zu verhindern, dass Smartphone-Nutzer die Ampelzeichen übersehen. In Augsburg gibt es ebenfalls bereits LED-Leuchten im Boden, die Smartphone-Nutzer vor Trambahnen warnen sollen. An derartigen Anlagen wird allerdings auch kritisiert, dass man das Problem nicht an der Wurzel anpacken und damit sogar billigen würde. Je nachdem, ob du als Autofahrer oder Fußgänger unterwegs bist, kann der kurze, unachtsame Blick ins Smartphone tödlich enden. Also: Don't phone and drive. Don't phone and walk.

Darüber hinaus kann dich das Smartphone in Lebensgefahr bringen, wenn du ein Foto von dir selbst machen, dabei aber selbst Fotograf und Modell sein möchtest. Seit dem Jahr 2014 ist das sogenannte „Selfie" zum beliebten Selbstporträt avanciert. Hast du dich schon einmal gefragt, warum es in Mode kam, sein Handy herauszustrecken, um das Smartphone eine Armeslänge oder die Selfie-Stange weit weg von sich zu strecken und sich selbst oder mehrere Personen (Gruppenselfies) abzubilden? Einige Soziologen behaupten, es liege daran, dass in einer zunehmend digitalen Welt das Selfie eine Art Beweis darstelle, dass man wirklich da ist und das Foto keine billige „Kopie" aus dem Internet zeige. Für das perfekte Foto wird heute viel gemacht. So kann man sich heute in Russland Selfie-Zeit in teuren Flugzeugen, Villen oder mit Luxusautos mieten. Dem einen oder anderen reicht das aber nicht aus. Weltweit gibt es gerade überwiegend männliche Jugendliche im Alter um die zwanzig Jahre, die meist ungesichert auf Dächer und Hochhäuser klettern – nicht zuletzt um ihren Extremsport mit Fotos oder Filmen zu verewigen. Diese werden auch als „Roofer" bezeichnet. Und so gibt es weltweit immer wieder Berichte mit tödlichen Unfällen – meist aus Russland, gefolgt von den USA und Pakistan. Besonders „lebensmüde" Selfie-Jäger nennen sich auch „Daredevils" (engl. für „Teufelskerle"), nach einer Superheldenfigur beim US-amerikanischen Marvel Comics Verlag. Solltest du auch mal auf die Idee kommen, dich für ein Foto in Lebensgefahr zu begeben, denke bitte daran: Im Gegensatz zu Comics hast du nur genau ein Leben! Das solltest du bedenken, wenn du beabsichtigst, wie King Kong auf Wolkenkratzer zu klettern. In den sozialen Netzwerken werden Beispiele mit Hashtag „selfiedeath" gesammelt – es soll schon mehrere hundert Todesfälle bei einem digitalen Selbstporträt gegeben haben. Im Journal of Family Medicine and Primary Care wurde im Jahr 2018 sogar eine Studie veröffentlicht. Die einzelnen Gründe für die Todesfälle aus allen möglichen Ländern lesen sich nacheinander schon fast wie ein Kompendium an menschlicher Naivität: ein paar Schritte zurückgetreten und die Klippe hinabgestürzt, vom Raubtier gefressen, durch Wellen am Strand weggespült, im Boot beim Fotografieren über Bord gegangen oder gekentert, Warnungen ignoriert usw. Heute gibt es sogar sogenannte „No-Selfies-Zonen", die sicherlich auch für ein paar Klicks bei Insta oder Facebook schnell ignoriert werden. Deswegen auch hier ein kleiner Hinweis: Fotografiere dich nicht zu Tode.

Im Jahr 2022 stellte sich ein Startup in der Sendung „Höhle der Löwen" vor, das Männer durch eine smarte Unterhose mit Silberbeschichtung vor elektromagnetischer Strahlung schützen soll. Sie stützen ihr Geschäftsmodell auf eine Studie, die besagt: Die Nutzung von Mobiltelefonen verringere die Spermienqualität bei Männern, indem sie die Anzahl, Beweglichkeit, Lebensfähigkeit und normale Morphologie der Spermien verändert. Die Verschlechterung der Spermien-Parameter war abhängig von der Dauer der täglichen Exposition gegenüber Mobiltelefonen und unabhängig von der ursprünglichen Spermienqualität. Auch weil die Studienlage insgesamt zu dünn war und die beiden Gründer nicht sattelfest, kam kein Deal zustande. Weitere Forschung ist hier auf Basis von Langzeitstudien notwendig. Und damit bleibt abzuwarten, ob die Idee „gesündeste Boxershorts der Welt" auf dem Markt erfolgreich ankommt und vor dem Smartphone schützen wird.

Eine weitere existenzielle Gefahr besteht darin, sich beim Thema Suizid durch das Smartphone bzw. Internet über Möglichkeiten und Statistiken zu informieren, wie das eigene Leben am wenigstens schmerzvoll und schnellsten zu beenden ist. Zwar sind sehr viele Seiten und Foren dazu im Sinne der Suizidprävention abgeschaltet, Hinweise darauf lassen sich dennoch beispielsweise auch in der wissenschaftlichen Literatur oder in Statistiken zum Thema Suizid finden. Das Internet ist auch ein Ort für Verabredungen beispielsweise von Jugendlichen, um gemeinsam über den Suizid zu sprechen oder sich gegenseitig zu ermuntern, diesen alleine oder gemeinsam zu vollziehen. Ein Fall, der besonders für Aufmerksamkeit gesorgt hat, war die Suizidmaschine Sarco aus der Schweiz – dem „Tesla der Sterbehilfe“. Es handelt sich hierbei um eine Kapsel, die aussieht wie eine Mischung aus Weltraumgefährt und Sarg. Gegründet wurde das Unternehmen Exit International von Philipp Nitschke, der auch als Dr. Tod bezeichnet wird. Gemeinsam mit einem niederländischen Designer stellte er die Todeskapsel aus dem 3D-Drucker vor. Kritiker sehen hier eine Glorifizierung des Todes. Die Vision ist, dass lebensmüde Menschen sich den Sarco in einem 3D-Druck-Shop selbst ausdrucken, sich Stickstoff kaufen, in die Kapsel setzen und einen Knopf drücken, um so selbst die Entscheidung über ihren Tod treffen können. Diese und andere Möglichkeiten werden im Internet diskutiert.

Das nun letzte vorgestellte Beispiel handelt von einer simplen App, damit du dir der Lebensgefahr täglich bewusst bist. Die App „WeCroak“ hat einen orangefarbenen Frosch als App-Cover und erinnert die Nutzer täglich mit Zitaten und Sprüchen an den eigenen Tod. Die Idee für diese App lehnt sich an das asiatische Land Bhutan an, das als Königreich des Glücks gilt. Bereits im Jahr 1979 wurde das „Glück“ zum obersten Ziel bestimmt und damit auch das Bruttonationalglück als Wohlstandsindikator eingeführt. Die Bhutanesen denken fünfmal täglich an den Tod und wollen so ein achtsames und glücklicheres analoges Leben führen, indem sie den Tod nicht verdrängen, sondern sich ihrer Vergänglichkeit bewusst sind. Somit erscheinen auch auf dem Smartphone fünfmal am Tag Nachrichten – genauso plötzlich wie der Tod –, die uns an die Endlichkeit des analogen Lebens erinnern. Lass also auch mal dein Smartphone links liegen und genieße mit einem kräftigen Atemzug deine Umgebung!

➢ TAKEAWAY-MESSAGE

Du wirst kaum abstreiten, dass das Smartphone viele nützliche Möglichkeiten bietet, die uns das Leben in vielerlei Hinsicht vereinfachen. Doch gleichzeitig können Unaufmerksamkeiten, z. B. beim Autofahren oder der Wunsch danach, ein extravagantes Selfie zu schießen, das eigene Leben in Gefahr bringen. Denke also stets daran: Don't phone and drive. Don't phone and walk! Und durch das Smartphone selbst und die Informationen des Internets kannst du unter bestimmten Bedingungen auch deiner Gesundheit schaden. Nicht zuletzt deshalb solltest du als smarter Patient die Smartheit des Smartphones das eine oder andere Mal in Frage stellen.

Literatur:

Bansal, A., Garg, C., Pakhare, A., & Gupta, S. (2018). Selfies: A boon or bane?, Journal of family medicine and primary care, 7(4), pp. 828-831.

Welt am Sonntag (2019). Zu Tode fotografiert, Nr. 42, 20. Oktober 2019, S. 22.

WHO (2018). Global status report on road safety 2018. Geneva: World Health Organization; 2018.

Agarwal, A., Deepinder, F., Sharma, RK, Ranga, G., Li, J. Effect of cell phone usage on semen analysis in men attending infertility clinic: an observational study. Fertil Steril. 2008 Jan; 89(1):124-8. doi: 10.1016/j.fertnstert.2007.01.166. Epub 2007 May 4. PMID: 17482179.

Hehli, S. (2022). Die Suizidkapsel Sarco sorgt weltweit für Wirbel – jetzt platzt die Premiere in der Schweiz, NZZ, 05.01.2022.

Ethik digital – mehr Fragen als Antworten

Stefan macht sich gerne Gedanken zu ethischen Fragestellungen – zumal die Medizin, die sich immer mit den Polen Leben und Tod beschäftigt, eine große Spielwiese für die Ethik darstellt. Stefan weiß: Die Digitalisierung ist dynamisch und dadurch nach klassischen Regeln nicht kontrollierbar und somit auch für viele Menschen beängstigend. Die Angst wird vor allem dadurch bedingt, dass zum Zeitpunkt des Markteintritts von neuen Technologien die Handhabbarkeit von Vorgaben und Anforderungen unklar oder noch nicht festgeschrieben worden sind. Da zunehmend jeder Bereich der Gesundheit der digitalen Transformation unterliegt, wird es umso notwendiger, Regeln zum Umgang zwischen Menschen und Maschinen festzulegen.

Der Begriff Ethik ist dir sicherlich in vielfältiger Hinsicht begegnet, doch hast du dich auch schon mal mit der sogenannten Digitalen Ethik beschäftigt? Dieser Begriff findet seit rund zehn Jahren Verwendung, um Vorschriften, Normen und Regeln aus ethischer Sicht im Bereich der Digitalisierung darzustellen. Dabei wird deutlich, dass die Gesellschaft durch Digitalisierung in verschiedenen Bereichen profitiert. Der Einsatz von digitalen Möglichkeiten schafft ein gutes Leben im Sinne eines erleichterten Lebens. Der Einsatz von Technologien unterstützt zudem den Fortschritt. Zudem erfolgt im ökonomischen Sinn eine Erleichterung oder eine Prozessveränderung der menschlichen Tätigkeit. Wie bei Ärzten und Pflegenden, die mehr Zeit für den Patienten haben, da die Dokumentation automatisiert über Sprachbefehle im Hintergrund mitläuft. In diesem Zusammenhang solltest du dir die zentrale ethische Frage stellen, wie und was du als gelingendes Leben unter der Anwendung der neuen digitalen Möglichkeiten verstehst!

Bezogen auf das Gesundheitswesen zeigt die Digitalisierung in der Arzt-Patienten-Beziehung eine deutliche Weiterentwicklung. Das im Mai 2019 aufgehobene Fernbehandlungsverbot ermöglicht Dienste wie Telemedizin oder Chatfunktionen, um eine engere Beziehung zum Patienten aufzubauen. Sicherheit durch Verfügbarkeit, Vertrauen, Kontrolle und Nähe werden dadurch gefördert. Die heute zur Verfügung stehende Technik dient als unterstützende Möglichkeit, Versorgungslücken aufgrund fehlender Infrastruktur zu umgehen. Auch im häuslichen Bereich können digitale Techniken den Alltag der Patienten in medizinischer und pflegerischer Sicht durch Robotik erleichtern und ein verlängertes eigenständiges Leben im Eigenheim gewährleisten.

Durch den Einsatz der Digitalisierung in fast allen Arbeits- und Lebensbereichen kommt es zu einem grundlegenden Wandel hinsichtlich Prozess, Struktur und Inhalt. Somit geschieht parallel zum Einsatz ein Umdenken im Rollenverständnis zwischen Arzt und Patient oder Therapeut und Patient, das bei der Ergebniserzielung einen wesentlichen Faktor ausmacht. Außerdem ist unter Einbeziehung der Digitalisierung eine bessere Organisation und eine leistungsgerechte Verteilung der knappen Ressourcen im Gesundheitswesen möglich, sodass das Versorgungssystem verbessert werden kann. Digitale Ethik im Gesundheitswesen bedeutet vor allem, dass erst durch die Digitalisierung mehr Menschlichkeit in das Gesundheitssystem einkehrt, da die knappen Ressourcen besser verteilt werden können zum Nutzen des Systems, aber auch des Individuums. Und so weiß Stefan, dass es sehr viele offene Fragen gibt und gerade dieses Ausreifen der recht neuen Disziplin „Digital Health“ macht den Diskurs für ihn so spannend.

➢ TAKEAWAY-MESSAGE

Die Dynamik der digitalen Welt ist für viele Menschen beängstigend und geht mit zahlreichen ethischen Fragestellungen einher. Im Umgang miteinander ist es erforderlich, neue Regeln festzulegen. Ethische Fragestellungen im Gesundheitswesen befassen sich unter anderem mit den digitalen Einsatzmöglichkeiten im Versorgungssystem.

Literatur:

Heinemann, S., (2020). Definition Ethik der digitalen Medizin, in: Matusiewicz D., Kusch C. (Hrsg.) Digital Health Lexikon, Health&Care Management, URL: hcm-magazin.de, Holzmann Medien, 2020.

Heinemann, S., Matusiewicz, D. (2020). Digitalisierung und Ethik in Medizin und Gesundheitswesen – warum der Patient erst zum Kunden werden muss, um Mensch zu sein, in: Heinemann, S., Matusiewicz, D. (2020): Digitalisierung und Ethik in Medizin und Gesundheitswesen, MWV, 1. Auflage, Berlin, 2020.

Leichen digital – über virtuelle Seziertische

Vielleicht denkst du bei dem Begriff „Leichen digital" an gelöschte Social-Media-Profile. In diesem Fall ist damit aber etwas anderes gemeint. Thematisiert werden soll der digitale Fortschritt in der Medizin, der eine virtuelle Reise durch den Körper ermöglicht. Virtuelle Technologien können Medizinstudierende wie Anne beim Lernen wahre Freude bereiten. Vor rund zehn Jahren ist der erste virtuelle Seziertisch in den USA entwickelt und zum Einsatz gekommen. Seitdem sind virtuelle Seziertische im Vormarsch und werden immer öfter an Hochschulen angeboten, um den Studierenden digitale Lernunterstützung zu bieten.

Und das mit fachlichem Erfolg der Weiterbildung. Denn parallel zum realen Präparieren der Leichen ermöglicht der virtuelle Seziertisch ein zeitunabhängiges und unbegrenztes Ausprobieren. Er verschafft einen Überblick über die Lage von Organen, Blutgefäßen und Nerven im menschlichen Körper. Dabei kann der menschliche Körper unterschiedliche Gestalt annehmen. Entweder mit oder ohne äußerliche Hauttextur einschließlich der Haare, als mikroskopischer Längsschnitt oder als Skelett. Als intuitives Lernangebot neben dem Handy und Tablet kann der virtuelle Seziertisch, der eine Stufe zwischen Anatomiebuch und Leiche darstellt, bezeichnet werden. Es gibt unterschiedliche Hightechgeräte, um lebensgroße dreidimensionale menschliche Darstellungen zu ermöglichen. Studierende wie Anne können somit an beliebig vielen Stellen schneiden und aus jeder Perspektive die Durchführung, anders als bei der realen Präparation, nachvollziehen und unterschiedliche Eingriffe beobachten und immer wieder neu beginnen. Die Grundlage dieser Basis von Softwaresystemen sind unter anderem reale Schnittbilder, Daten der 3D-Computertomographie sowie grafische Abbildungen der Strukturen, die mit bildgebenden Verfahren nur schwer zu erkennen sind. Hinzugenommen werden CT-Aufnahmen oder Kombinationen aus Röntgenbildern und MRT-Aufnahmen der inneren Organe und des Skeletts, um exakte Zeichnungen des Gefäß- und Nervensystems aufzeigen zu können. Anne kann den virtuellen Körper beliebig steuern, um beispielsweise krankhafte Veränderungen wie Tumore in verschiedenen Entwicklungsstadien zu betrachten.

Gerade wenn es um Menschenleben geht, ist es wichtig, dass Mediziner unterschiedlichste Erfahrungen sammeln und verschiedene Szenarien durchspielen. So kann erst an der 3D-Demonstrationsleiche geübt und dann an der echten Leiche das fachliche Können bewiesen werden. Die Lehre an Toten verlangt von den Studierenden Überwindung, sodass die virtuelle Herangehensweise zur Sensibilisierung des Sicherheitsgefühls und Stärkung des Selbstbewusstseins verhilft. Fest steht aber für alle Wissenschaftler und Mediziner, egal ob Befürworter oder Kritiker der neuen Leichenschau, dass das virtuelle Erlebnis nicht den Präparationskurs an einer menschlichen Leiche ablösen kann. Arbeiten an einer echten Leiche ist und bleibt für Medizinstudierende unumgänglich und stellt für den praktischen Alltag eine absolute Übungsnotwendigkeit dar. Aber je nach Lehrkonzept müssen verschiedene Leichen zur Verfügung gestellt werden, was neben den hohen Kosten auch Spendermangel oder ethisch-religiöse Bedenken unterstützt. Vergessen werden darf nicht, dass Ärzte Menschenleben retten müssen und das mit ihren eigenen Händen am realen Körper. Demnach ist und bleibt die anatomische Lehre durch haptisches Erleben absolut notwendig und darf weder vermieden, verringert noch abgeschafft werden. Und schließlich erfahren die Medizinstudierenden eine Nähe zum Verstorbenen, sie erleben eine ganz besondere Beziehung, eine besondere Form des Respekts, der das ganze eigene Leben über bestehen bleibt. Den realen Präparierkurs vergisst kein Medizinstudierender.

Jetzt fragst du dich vielleicht, was du damit anfangen sollst. Besser ausgebildete und geübte Mediziner kommen dir in der Behandlung zugute. Du profitierst von einer besseren digitalen Ausbildung der Mediziner. Es soll dir das sichere Gefühl vermitteln, wie wenn du heute in ein Flugzeug steigst. Dort hat der Pilot zunächst an einem Simulator gelernt und dann an der richtigen Maschine. Heute verlässt du dich sowohl auf den Menschen als auch auf die Maschine. Die Digitalisierung ist ein wichtiger Co-Pilot deines Arztes. Und Anne hat mehr Möglichkeiten zum Üben, so dass sie ihre digitalen Erfahrungen später im echten Leben anwenden kann.

➢ TAKEAWAY-MESSAGE

Virtuelle Seziertische sind an medizinischen Universitäten angekommen und ermöglichen ein zeitunabhängiges und unbegrenztes Ausprobieren. Damit können Mediziner wertvolle fachliche Erfahrungen sammeln, da das virtuelle Angebot sehr vielfältig ist. Es bietet sich an, diese Möglichkeiten ergänzend zum Präparationskurs an einer menschlichen Leiche anzubieten. Beide Ausbildungswege sind zu nutzen. Den Respekt vor dem Umgang mit der Leiche kann die digitale Technologie noch nicht ersetzen. Und du profitierst von bestens ausgebildeten und smarten Ärzten.

Literatur:

Erbe, B. (2018). Medizinische Modelle – vom Wachsabdruck zur virtuellen Anatomie, Deutsche Medizinische Wochenschrift, 143, S. 126-127.

Härter, D. (2019). Sezieren, Präparieren, Schneiden – virtuell und ohne Blut: zwei Jahre Praxiserfahrung mit „Anatomage" an der Medizinbibliothek Göttingen, GMS, 19(3).

Tod digital – Online-Friedhöfe kennen keine Öffnungszeiten

Ein enger Verwandter von Ansgar stirbt. Ansgar stellt sich die Frage, wie er damit am besten umgehen kann. Wo, wann und wie kann er in dieser belastenden Zeit trauern und Abschied nehmen? Ist für ihn als Berufstätigen heute auch ein regelmäßiger virtueller Friedhofsbesuch möglich? Schließlich ermöglicht Digitalisierung doch in jeder Branche einen Fortschritt für die Gesellschaft, warum sollte so etwas nicht auch am Ort der Ruhe, Besinnung, Erinnerung und Trauer möglich sein? Ja, so skurril es klingen mag, auch hierbei ermöglicht Digitalisierung neue Möglichkeiten, Hinterbliebenen die Trauer zu erleichtern, vor allem hinsichtlich der Flexibilität. Inzwischen greift Digitalisierung auch bei der letzten Ruhestätte ein, dem Friedhof, und ermöglicht Gedenken an die Verstorbenen auf einem virtuellen Friedhof. Neben der damit verbundenen Flexibilität zeigt sich der stetige Wandel der Bestattungskultur. Erkennbar ist ein Trend zu kostengünstigen Begräbnissen und der Nachfragerückgang bei klassischen Erdgräbern. Aktuell wächst das Interesse an Urnen-, Wald- oder Wiesenbestattungen und nun auch die Möglichkeit der Virtualität. Folgen sind rückläufige Einnahmen durch kostengünstigere Bestattungen und geringere Ausgaben für die Pflege der Friedhofsanlage, Gebäude und Denkmäler. In den dynamischen Zeiten mussten demnach Möglichkeiten gefunden werden, den Friedhof attraktiver zu gestalten. Vor allem für die Generationen Y und Z, die sich in der virtuellen Welt wohlfühlen und dort das Netzwerk pflegen.

Digitales Grab, Friedhof 2.0, Digitaler Friedhof oder Friedhofsinformationssystem sind die neuen Begrifflichkeiten, die in diesem Zusammenhang bei den Nutzern moderner Informationstechnologien genutzt werden. Neben der Digitalisierung von Erinnerungsstücken wie Briefen, Bildern und Schriften oder klassischen Memorabilien werden zunehmend digitale Bilderrahmen, Augmented Reality und 3D-Druck nachgefragt, um die virtuelle Wertigkeit im Analog-Physischen auszugestalten. Dabei unterstützen auch Trauer-Tweets, Blog-Nachrufe, virtuelle

Trauerkerzen, Profilfoto-Veränderungen und virtuelle Bestattungen die Zeit des neuen Trauerns.

Außerdem können reale Grabsteine mit Geschichten über den Hinterbliebenen ausgestaltet werden. Möglich macht dies ein QR-Code. Die Idee, einen QR-Code auf Grabsteinen zu platzieren, kommt aus Japan. Damit die grafischen Codes auf Grabsteinen witterungsfest sind, werden sie meistens per Sandstrahltechnik eingearbeitet. Wenn keine Grabsteine vorhanden sind, können die kleinen Pixel-Zeichen auch auf Sockelsteinen, Pflastersteinen oder Plaketten erscheinen. Der Auftraggeber der QR-Codes ist für den Inhalt selbst verantwortlich. Verschiedene Städte geben Handlungsempfehlungen zum Umgang mit QR-Codes raus, um dabei zu helfen, was beim Scannen mit einem Mobiltelefon über den dort Bestatteten in Erfahrung gebracht werden soll. Bewertet wird dieses als Grabmal-Inschrift. Seit wenigen Jahren steigt in Deutschland die Nachfrage an dieser gestalterischen Einbindung und wird auch von einigen Friedhofsverwaltungen positiv angenommen. Einerseits dient diese Möglichkeit der Informationsweitergabe über den Verstorbenen, andererseits hilft es den Hinterbliebenen, die eigene Trauer zu teilen, zu verdeutlichen und zu verarbeiten. Vorteil ist vor allem, dass die Trauer nicht an einer Stelle zu Ende geht, sondern die Entwicklung veranschaulicht werden kann. Der Auftraggeber kann den Inhalt der hinterlegten Internetseite jederzeit verändern und somit auch neue Texte, Erinnerungen oder Bilder ergänzen.

Als virtueller Friedhof bezeichnet man die Abbildung realer Friedhöfe mit ihren Gräbern. Um eine Bestattung oder das Abschiednehmen für möglichst viele Menschen an unterschiedlichen Orten zu ermöglichen, kann eine Friedhof-App Interessierte zum Grab navigieren oder aber der QR-Code zum Grab im virtuellen Raum führen. Vielleicht hilft dir die Vorstellung, in der virtuellen Welt für deine Angehörigen erhalten zu bleiben, dann könntest du heute schon einen Avatar von dir erstellen lassen und diesen mit Erinnerungen wie Charaktereigenschaften hinterlegen. So jedenfalls wirst du etwas für die Ewigkeit hinterlassen und deiner Kreativität freien Lauf lassen können – zumindest solange wie du den Server bezahlt hast. Ansgar ist erstaunt darüber, was heute alles möglich ist. Doch seinem verstorbenen Verwandten war das alles zu weit hergeholt, er wählte die klassische Variante auf dem Waldfriedhof und so geht Ansgar ganz klassisch mit einem Blumenstrauß regelmäßig los, um ihn während der Öffnungszeiten des Friedhofs zu besuchen. Doch ab und an auf dem Hin- und Rückweg denkt er darüber nach, was wohl in ein paar Jahren los sein wird. Wird er selbst zu einem QR-Code in einem QR-Code-Friedhof im Internet nach seinem Ableben und will er das überhaupt? Tradition und Innovation – dazwischen ist manchmal eine lange Brücke. Auch die vom Diesseits zum Jenseits.

➢ TAKEAWAY-MESSAGE

Klassische Bestattungsformen nehmen in Zukunft ab. Es gibt zunehmend einen Trend zu kostengünstigeren Alternativen. So gibt es inzwischen auch Möglichkeiten digitaler Trauerportale und Friedhöfe. Texte, Erinnerungen und Bilder der Verstorbenen können fortlaufend ergänzt und über einen QR-Code geteilt werden. Die Entwicklung aus Japan kommt langsam auch in Deutschland an. Ob es eine Nische oder ein todsicherer Trend sein wird, wirst du noch miterleben.

Literatur:

Offerhaus, A., Keithan K., Klimmer, A. (2013). Trauerbewältigung online: Praktiken und Motive der Nutzung von Trauerforen. SWS-Rundschau, 53(3), S. 275-297.

Schmidt S. J. (2008). Virtuelle Friedhöfe: Erst im Internet bist du wirklich lebendig. In: Fahlenbrach, K., Brück, I., Bartsch, A. (eds) Medienrituale. VS Verlag für Sozialwissenschaften, S. 281-291.

Unendliches Leben – unsterblich auf dem USB-Stick

Christoph, der Science-Fiction-Fan ist, hat sich intensiv mit der Endlichkeit seines eigenen Lebens beschäftigt und angefangen zu googeln. Welche Rezepte hat die Digitalisierung gegen das Sterben? Darüber, was wohl nach dem Leben kommen mag und was von uns bleibt? Die Bestsellerautorin Alexandra Reinwarth erinnert in ihrem Buch an die Endlichkeit des Lebens. Der Titel des Buches lautet „Das Leben ist zu kurz für später: Stell dir vor, du hast nur noch ein Jahr – ein Selbstversuch, der dein Leben verändern wird". Der bewusste Umgang mit der eigenen Endlichkeit des Lebens soll uns zu einem glücklicheren Leben verhelfen. In unserer digitalen Welt wollen viele den Tod nicht hinnehmen. So ist es nicht verwunderlich, dass manche mit den Möglichkeiten der Digitalisierung auch hierfür verschiedene Lösungen parat haben. Hast du schon von der digitalen Unsterblichkeit gehört? Der Wunsch nach dem ewigen Leben, danach, unsterblich zu sein, reicht weit in die Vergangenheit zurück. Schon immer wollten Menschen den Tod überwinden. Ein historischer Rückblick zeigt, dass es hierzu schon vor langer Zeit sehr einfallsreiche Ideen gab, um der Nachwelt in Erinnerung zu bleiben. So stand schon für Ägypter fest, dass es ein Leben nach dem Tod gibt und die Verstorbenen im Jenseits weiterleben. Deren Körper wurden mumifiziert, damit ihr Geist weiterleben konnte. Bis heute gehen viele Religionen davon aus, dass die „Guten" in den Himmel und die Bösen in die „Hölle" kommen. Inzwischen glauben zwar immer weniger Menschen an das Leben im Jenseits, doch der Wunsch nach Unsterblichkeit ist auch im modernen Zeitalter geblieben. Bereits im Kindesalter wird man mit dem Wunsch nach Unsterblichkeit konfrontiert. Schließlich gehört es doch zum sehnsüchtigen Wunsch, dass unsere Superhelden wieder auf(er)stehen und mal eben kurz die Welt retten.

Und tatsächlich gibt es heute die Möglichkeit, unsere Seele – zumindest rein theoretisch – weiterleben zu lassen. Klingt verrückt? Hast du einmal darüber nachgedacht, welche digitalen Spuren du in den sozialen Medien hinterlässt? Kannst du dir vorstellen, dass deine sozialen Medien dich besser kennen als deine Liebsten? Eine Studie der Stanford-Universität geht tatsächlich davon aus, dass unser Computer unsere Persönlichkeit anhand der von uns getätigten Likes besser einschätzen kann als die eigene Familie und Freunde. So gibt es weltweit Bemühungen darum, anhand der Analyse unserer Daten unsere Persönlichkeit zu bestimmen. Damit können wir schon heute, wenn auch sehr eingeschränkt und ohne Herzschlag, am Leben erhalten werden. Mal kurz die verstorbene Großmutter auf dem Smartphone nach ihrem Rezept für Apfelkuchen fragen? Das ist aktuell schon möglich! Bereits heute können wir mit Verstorbenen virtuell interagieren, sofern sie zu Lebzeiten einen digitalen Fingerabdruck im Netz hinterlassen haben. Diese Möglichkeit kann dabei helfen, sich z. B. an die Stimmen der Verstorbenen zu erinnern, Geschichten der Vergangenheit noch einmal zu hören und festzuhalten. Damit kann Death-Tech dabei helfen, Trauer zu überwinden. Gleichzeitig kann es aber auch dazu führen, dass wir die Realität nicht wahrhaben möchten. Es kann dazu führen, dass Trauer nicht überwunden, sondern verstärkt wird. Die Möglichkeiten scheinen bereits heute grenzenlos und sind gleichzeitig ethisch und moralisch äußerst kritisch zu hinterfragen.

In Zukunft wird der smarte Patient vielleicht im virtuellen Raum als Avatar seiner selbst weiterleben, aufgenommen mit eigenem Phänotyp, eigener Stimme und bestimmten eintrainierten Charaktereigenschaften. Einige Posthumanisten träumen davon, das Bewusstsein auf einen USB-Stick ziehen zu können und ein unendliches Leben im virtuellen Raum jenseits des vergänglichen biologischen Körpers zu leben. Die Verbindung zwischen Mensch und Maschine wird beispielsweise von dem Unternehmen Neuralink von Elon Musk erforscht, wobei es hier zunächst um bestimmte Erkrankungsbilder und neuronale Verbindungen geht. Weil dies wohl noch einige Zeit dauern wird, kannst du dich heute schon mit der Kryonik-Technik einfrieren lassen und erst wieder auftauen, wenn die Digitalisierung diese exponentiellen Schritte genommen hat, sofern all dies auch tatsächlich klappt.

Christoph findet die gefundenen Möglichkeiten interessant, jedoch ist noch nichts so richtig praktikabel für ihn. Wenn er sich einfrieren lassen würde, wieso sollte man ihn später wieder auftauen? Wenn er sein Bewusstsein auf einen USB-Stick ziehen kann, was bringt es ihm, wenn es später andere Datenträger und Lesegeräte gibt. Und überhaupt ist es schwierig, die Natur auszutricksen, denn es hat seinen biologischen Grund, warum das Leben endlich ist, denn es macht Platz für neues Leben. Und Digitalisierung sollte uns vor allem helfen, lange gesund zu bleiben und gesund zu altern. Und das wäre wäre für Christoph bereits ein großer Fortschritt: möglichst lange gesund leben, denn Digitalisierung macht dich gesund!

➢ TAKEAWAY-MESSAGE

Den Wunsch nach Unsterblichkeit gibt es seit Menschengedenken. Tatsächlich sind die technologischen Möglichkeiten heute so weit, dass der menschliche Wesenskern erfasst und weiterleben kann. Es wird sicherlich einiges möglich sein. Schon heute hinterlässt du deine digitalen Spuren im Internet, denn das Internet vergisst nicht. Es bleibt abzuwarten, ob du mithilfe der Digitalisierung wirklich unsterblich werden kannst und was in welcher Form dann noch von dir tatsächlich übrig bleibt. Es sollte allerdings ethisch und moralisch gut hinterfragt werden, ob das wirklich sinnvoll ist und ob du das wirklich zu Ende gedacht hast.

Literatur:

Arnold, M., Gibbs, M., Kohn, T., Meese, J., & Nansen, B. (2018). Death and Digital Media. London: Routledge.

Kohn, T., Nansen, B., Gibbs, M., & van Ryn, L. (2019). Residues of Death: Disposal Refigured. London: Routledge.

Parker, C. B. (2015). New Stanford research finds computers are better judges of personality than friends and familiy, URL: https://news.stanford.edu/news/2015/january/personality-computer-knows-011215.html, Abruf am 06.10.2021.

Epilog

Um den smarten Patienten zu erkennen, reicht ein bewusster Blick in die Gegenwart. Dieser nutzt meist als erstes Dr. Google, bevor er einen Arzt sieht. Und so ist heute nicht selten schon der normale Arztbesuch bereits die Zweitmeinung. Termine werden online gebucht oder Ärzte direkt telemedizinisch über das Internet aufgesucht. An den Handgelenken trägt der smarte Patient eine Smartwatch, die seine Gesundheit im Blick hat und ihn im Alltag auffordert, tief einzuatmen oder noch einen weiteren Bewegungsring auf der Apple Watch zu schließen. Andere tragen Sensorringe, die ihnen sagen, wie gut sie geschlafen haben. Der smarte Patient nutzt Meditations-Apps, um paradoxerweise dem stressigen digitalen Alltag zu entfliehen. Er vergleicht und bewertet Arztpraxen, Krankenhäuser, Altenheime und stellt die Frage nach dem WLAN-Code immer häufiger. Der smarte Patient ist sich bewusst, was es heute für Möglichkeiten gibt, sich über Gesundheit zu informieren und sich selbst ein Bild zu machen. Das Projekt Gesundheit legt er nicht mehr nur in fremde Hände, sondern nimmt sich dem selbst und souverän an. Er geht damit in die so notwendige Eigenverantwortung. Gesundheit wird zunehmend zum Lifestyle, der sich im Dreieck Ernährung, Bewegung und Schlaf widerspiegelt und digital optimiert wird. Und da, wo das Gesundheitssystem krank ist, wird nachgeholfen: So kann sich der smarte Patient über das Internet seinen Arztbrief von ärztisch auf patientisch kostenfrei übersetzen lassen.

Zusammenfassend ist der Nutzen der digitalen Gesundheit mittlerweile so unwahrscheinlich hoch, dass Angebote und Nachfragen von Tag zu Tag steigen. Eine Entwicklung, die sich nicht aufhalten lässt. Der smarte Patient stimmt mit den Füßen ab und läuft da hin, wo er die besten Informationen bekommt – das kann der Arzt um die Ecke oder der im Internet sein. Dieser steht heute an der Schwelle eines Gesundheitssystems, das sich derzeit neu erfindet und in dem in den nächsten Jahren mehr passieren wird als in den letzten Jahrzehnten. Und das ist großartig. Und allen Skeptikern sei gesagt, wägt man ab, so sind sich die beiden Autoren des Buches aus Sicht der Medizin und der Versorgungsforschung sicher: Digitalisierung macht gesund. Die Nutzung von Gesundheitsdaten ist ein Grundrecht des Menschen.